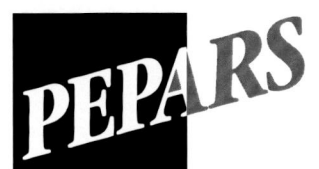

【ペパーズ】
編集企画にあたって…

　平成17年度より開始された新医師臨床研修制度によって，形成外科専門医をめざす後期研修医は，旧制度と比較して時間的余裕がなくなったと言える．専門医を目指す後期研修医は，取得に必要な10症例を4年間の間にすべて自ら執刀しなければならない．なぜなら，それぞれの症例は術後半年以上の follow up 期間を経た結果を提出しなければならないからである．この4年間は長いようで決して長くはない．またそれらの10症例は全身熱傷，顔面骨骨折，唇裂・口蓋裂，手足の先天異常，瘢痕拘縮など，必要な項目が11項目の多岐に亘り，そのうち8項目以上必要とされている．そのため，専門医を目指す医師はこれらの症例の適応や切開のデザインなどをすべて自分で一から考えて単独で手術を行うことは不可能で，上級医師の指導のもとで執刀することになるわけである．後期研修の開始と同時に直ちにこれらの手術を執刀できるだけの考え方や知識の習得を始めなければならない．

　それでは手術に一番必要であるそれぞれの基本的手技や手術のコツ，手術に対する考え方はどのようにして体得すればよいのか．上級医に学んだり，成書や論文で勉強するのであるが，注意すべきところは症例報告や原著論文の中には手術に対する考え方やコツなど自分の知りたい点はあまり書かれていないということである．分担執筆されている著書も執筆される文字数が制限されているため手術のコツなどというあまり詳しいことが書かれていない．またすべての疾患に対して秀でている上級医もなかなか存在しないし，また最近の傾向としてこれらの10項目のすべてを対象に専門的治療を展開している形成外科施設も少なくなって来ているのが現状ではないだろうか．幸い形成外科は比較的大学間の交流が盛んで様々な人材交流がなされており，それは誇れるところである．自分の経験をもとにわれわれの施設でも人材交流を奨励している．複数の施設を経験して，専門医取得に必要な症例を経験するのが専門医取得をめざす後期研修医の共通するところではないだろうか．

　本書には専門医をめざす後期研修医が体得すべき形成外科の基本手技やコツが満載である．なぜならそれぞれの項目に精通している著名な先生方に基本的な考え方やコツをわかりやすく記載していただくように執筆をお願いしているからである．

　また外科系の医師にとっても形成外科的な手技や考え方は非常に重要であり，肥厚性瘢痕やケロイド，瘢痕拘縮，皮弁，遊離植皮，マイクロサージャリー，褥瘡などはすべての外科系医師にとって誰もが必要な概念になりつつある．

　それらの知識を外科系の著書や論文で取得することはさらに難しいのではないだろうか．本書はそのような形成外科の概念や手技のコツを外科系の医師に対してもわかりやすく記載されている形成外科の入門テキストであると考えられる．

2014年2月

上田晃一

KEY WORDS INDEX

和 文

— あ 行 —
圧迫療法 14
陰圧閉鎖療法 89
エステティックユニット 54
凹凸 1

— か 行 —
外側眼窩皮弁 41
外用療法 23
下顎骨骨折 32
合併症 64
観血的骨整復固定術 32
顔面 54
顔面骨骨折 32
頬骨骨折 32
局所皮弁 41
ケロイド 14

— さ 行 —
手術療法 14
褥瘡 79
褥瘡の手術 79
植皮術 23
診断 89
ステロイド注射 14
接着スプリント 1
Z形成 41
全層植皮術 54
創傷被覆材 23,79
創の開大 1
創の収縮 1

— た 行 —
治療 89
ティッシュ・エキスパンダー 64
頭頸部 70
ドレーン 64
ドレーン法 70

— な 行 —
内視鏡的 64
軟膏 79

難治性 89
難治性潰瘍 89
熱傷治療 23

— は 行 —
皮下茎皮弁 41
肥厚性瘢痕 14
鼻骨骨折 32
微小血管吻合 70
皮膚潰瘍 89
分層植皮術 54
放射線治療 14

— ま 行 —
マイクロサージャリー 70
ミニプレート 32

— や 行 —
遊離植皮術 54

— ら 行 —
ラグスクリュー 32

欧 文

— A〜C —
adhesive splint 1
aesthetic unit 54
burn therapy 23
complication 64
compression therapy 14
concave or convex 1
contraction of scar 1
corticosteroid injections 14

— D・E —
DESIGN-R 79
diagnosis 89
drain 64
drainage 70
endoscopic 64

— F・G —
face 54

facial fracture 32
free skin grafting 54
full-thickness skin grafting 54
gate flap 41

— H〜K —
head and neck 70
hypertrophic scars 14
intractable 89
keloids 14

— L〜N —
lag-screw 32
lateral orbital flap 41
local flap 41
mandibular fracture 32
microsurgery 70
microvascular anastomosis 70
mini-plate 32
nasal bone fracture 32
negative pressure wound therapy 89
nonhealing ulcer 89

— O・P —
ointment 79
open reduction and internal fixation；ORIF 32
pressure ulcer 79

— R・S —
radiation therapy 14
skin graft 23
skin ulcer 89
split-thickness skin grafting 54
spreading scar 1
subcutaneous pedicled flap 41
surgery for pressure ulcers 79
surgical therapy 14

— T〜Z —
tissue expander 64
topical therapy 23
treatment 89
wound dressing 23,79
Z plasty 41
zygomatic fracture 32

WRITERS FILE

ライターズファイル（五十音順）

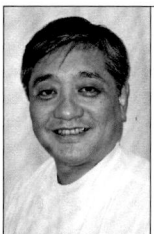

赤松　順
（あかまつ　じゅん）
1984年　大阪医科大学卒業
　　　　同大学形成外科入局
1986年　蒼生病院外科・形成外科
1988年　大阪医科大学形成外科
　　　　倉敷中央病院形成外科
1990年　同，副医長
1994年　大阪医科大学形成外科，助手
1998年　倉敷中央病院形成外科，医長
2000年　近森病院形成外科，医員・医学博士
2001年　同，科長
2002年　同，部長

後藤　孝浩
（ごとう　たかひろ）
1988年　東北大学卒業
1990年　同大学形成外科，医員
1997年　同，助手
1998年　平鹿総合病院形成外科，科長
2002年　東北大学形成外科，講師
2004年　宮城県立がんセンター形成外科，科長（医療部長）

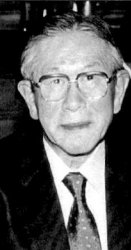

冨士森良輔
（ふじもり　りょうすけ）
1959年　京都大学卒業
　　　　京都大学皮膚科，形成外科講師を経て
1988年　冨士森形成外科医院開業

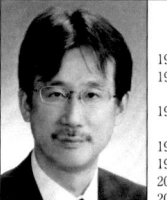

磯野　伸雄
（いその　のぶお）
1989年　埼玉医科大学卒業
1989年　東京女子医科大学形成外科入局
1991年　鹿児島市立病院形成外科
1994年　東京女子医科大学形成外科
1999年　東京都立府中病院形成外科
2001年　東京女子医科大学形成外科
2005年　日本大学形成外科
2010年　独立行政法人国立病院機構災害医療センター形成外科，医長

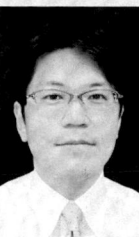

関堂　充
（せきどう　みつる）
1988年　北海道大学卒業
　　　　同大学形成外科入局
1996年　国立がんセンター東病院頭頸科
1998年　旭川厚生病院形成外科，医長
1999年　ケンタッキー大学形成外科留学
2003年　北海道大学病院形成外科，助手
2005年　同，講師
2008年　筑波大学臨床医学系形成外科，教授

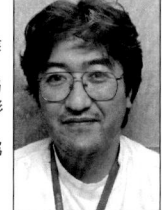

安田　浩
（やすだ　ひろし）
1984年　産業医科大学卒業
　　　　同大学皮膚科，研修医
1985年　金沢医科大学病院形成外科，研修医
1988年　同大学形成外科学教室，助手
1991年　産業医科大学皮膚科学教室，助手
1998年　同，講師
2003年　同大学皮膚科，助教授
2005年　同大学病院形成外科，助教授・科長
2007年　同，准教授

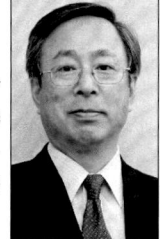

上田　晃一
（うえだ　こういち）
1984年　大阪医科大学卒業
　　　　同大学形成外科入局
1989年　埼玉医科大学総合医療センター形成外科，助手
1995年　大阪医科大学形成外科，講師
1999〜2000年　英国オックスフォード大学留学
2000年　大阪医科大学形成外科，助教授
2004年　同，教授
2012年　同大学，臨床研修室長

西野　健一
（にしの　けんいち）
1976年　京都府立医科大学卒業
　　　　同大学，皮膚科入局
1978年　昭和大学形成外科入局
1983年　京都第二赤十字病院形成外科
2000年　京都府立医科大学付属病院形成外科，部長
2007年　同，病院教授

矢野　浩規
（やの　ひろき）
1988年　長崎大学卒業
　　　　同大学形成外科入局
1996年　同大学大学院修了
1996年　米国 Cedars Sinai Medical Center 留学
1998年　福岡徳洲会病院形成外科
2000年　長崎大学形成外科，助手
2004年　同，講師

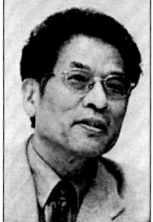

小川　豊
（おがわ　ゆたか）
1964年　京都大学卒業
　　　　同大学附属病院にて実地修練
1965年　倉敷中央病院皮膚科
1979年　豪州 Preston & Northcort Community 病院留学
1985年　倉敷中央病院形成外科，主任医長
　　　　京都大学，非常勤講師兼任
1987年　関西医科大学形成外科，教授
2006年3月31日　同退職
2006年　葛西形成外科 KC laboratory，所長
2008年　洛和会音羽記念病院，院長
2012年　湖東記念病院形成外科

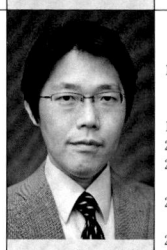

野村　正
（のむら　ただし）
1997年　和歌山県立医科大学卒業
　　　　神戸大学形成外科入局，研修医
1999年　東京大学形成外科，医員
2000年　神戸大学形成外科，医員
2004年　国立病院機構姫路医療センター形成外科，医長
2007年　神戸大学大学院医学研究科形成外科学修了
2012年　同大学形成外科，特命講師

CONTENTS

コツがわかる！形成外科の基本手技
─後期臨床研修医・外科系医師のために─

編集／大阪医科大学教授・臨床研修室長　上田晃一

顔面の創縫合法―きれいな縫合創を得るために―……………………………冨士森良輔　　1
　　創縫合はプラモデルの組み立てと同じである．使用する接着剤がしっかり固まる
　　まで管理しておかねばならない．人体の場合，その期間は通常3か月である．

ケロイドと肥厚性瘢痕の病態と治療法……………………………………野村　　正ほか　14
　　ケロイド・肥厚性瘢痕は異常な創傷治癒過程の一部である．そのことを理解した
　　上で，治療を行うことが重要である．

熱傷の局所療法と植皮術……………………………………………………安田　　浩　　23
　　熱傷の局所治療においては，局所の状態だけでなく全身状態を考慮に入れて，保
　　存的治療法や外科的創閉鎖などを適切に選択することが大切で，熱傷の状態や患
　　者の社会的背景を十分考慮した柔軟な治療方針を取るべきである．決して単一の
　　治療法で対処してはならない．

顔面骨骨折の骨固定…………………………………………………………矢野　浩規ほか　32
　　受傷前の形態と機能を取り戻すという顔面骨骨折治療のゴールのためには正確
　　な整復，適切な固定部位とプレート選択，繊細なプレートベンディング，堅固な
　　スクリュー固定が重要である．

顔面の局所皮弁………………………………………………………………小川　　豊　　41
　　適切な種類の局所皮弁と適切なデザイン，そして適切な donor site を選ぶと局所
　　皮弁は整容的，機能的に素晴らしい結果が得られ，顔面再建の第1選択肢となる．

顔面の遊離植皮術……………………………………………………………西野　健一ほか　54
　　顔面に遊離植皮術を行う場合，整容性を考慮した aesthetic unit に従うことが重
　　要であり，遊離植皮術の基本，その適応と問題点について解説する．

◆編集顧問／栗原邦弘　中島龍夫
◆編集主幹／百束比古　光嶋　勲　上田晃一

【ぺパーズ】
PEPARS No.88/2014.4◆目次

組織拡張器を用いた皮膚再建術 ……………………………………磯野　伸雄ほか　64
　Tissue expansion 法は，病変部に隣接する皮膚を伸展させ，生じた余剰皮膚を用いる再建法であり，形成外科医が修得すべき術式のひとつである．

初心者のためのマイクロサージャリー―基本技術と臨床上の注意点― …関堂　　充　70
　マイクロサージャリーを行うにあたっての器具，術前の検討，術中の環境設定などで筆者が気をつけていることについて解説した．

褥瘡の保存的治療と外科的治療 ……………………………………後藤　孝浩ほか　79
　現在の褥瘡治療はチーム医療である．形成外科医・外科系医師は局所治療だけでなく，チームリーダーとしての役割も担うことになる．そのために最低限知っておくべきことを解説する．

難治性潰瘍に対する陰圧閉鎖療法 …………………………………赤松　　順ほか　89
　まず局所の視診・触診所見を捉え，必要な問診・検査を行う実践的な創傷の診察手順を理解し，WBP における NPWT の基本を踏まえ，TIME コンセプトに則り，最大の効果を得る治療を行う．

| ライターズファイル……………………………前付3 |
| Key words index ……………………………前付2 |
| PEPARS　バックナンバー一覧 ………… 105 |
| PEPARS　次号予告 …………………………… 106 |

「PEPARS®」とは Perspective Essential Plastic Aesthetic Reconstructive Surgery の頭文字より構成される造語．

PEPARS (ペパーズ)

ここまできた！PEPARS の新境地

眼瞼の美容外科 手術手技アトラス

編集／蘇春堂形成外科院長　野平 久仁彦

No. 87　2014年3月増大号　オールカラー136頁　本体価格5000円＋税

518枚の写真・シェーマが物語る，この説得力—
眼瞼の美容外科の第一線を走るエキスパートが
コマ送りの写真で手術を解説！

埋没式重瞼術：
皮膚瞼板固定法　鶴切一三／Multiple knot 法　牧野太郎ほか

切開式重瞼術：
挙筋腱膜前転を加えた皮膚瞼板固定法　野平久仁彦ほか／切開式重瞼術は結果の予測が困難　福田慶三／皮膚切除を伴う切開式重瞼術　倉片 優

上眼瞼形成術：
重瞼線アプローチ　酒井成身ほか／眉毛下切開と重瞼ラインからのアプローチを併用した上眼瞼の blepharoplasty：術式と適応　与座 聡／眉毛下アプローチ　林 寛子／拡大眉毛下皮膚切除術　一瀬晃洋

眼瞼下垂症手術：
開瞼抵抗を処理する眼瞼下垂症手術　伴 緑也ほか／挙筋腱膜前転法　野平久仁彦ほか

内眼角形成術：
Z 形成による控えめな切開　福田慶三／Z 形成　飯田秀夫ほか

下眼瞼形成術：
私の行っている下眼瞼形成術—眼輪筋オーバーラップ法による tear trough deformity の修正—　小室裕造ほか／経結膜的眼窩脂肪移動術による下眼瞼形成術　百澤 明／経結膜脱脂と脂肪注入の組み合わせによる下眼瞼形成術　水谷和則

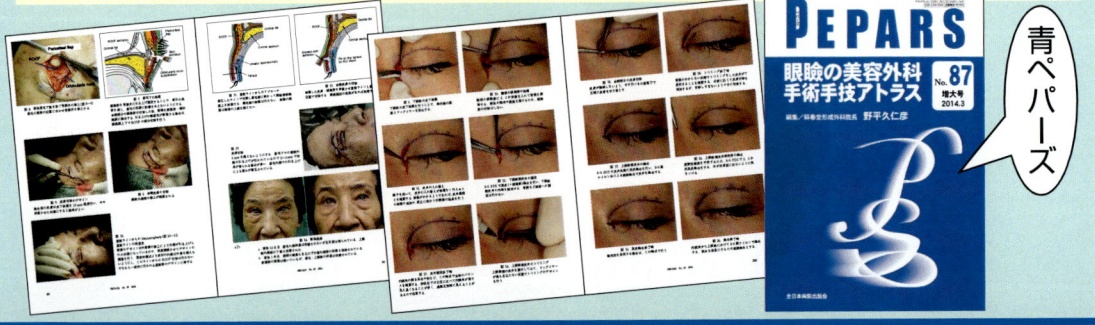

(株)全日本病院出版会　〒113-0033　東京都文京区本郷 3-16-4
TEL：03-5689-5989　FAX：03-5689-8030
お求めはお近くの書店または弊社ホームページ(http://www.zenniti.com)まで！

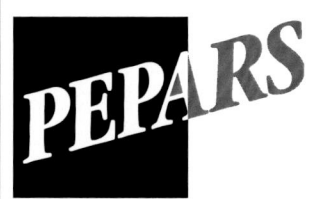

◆特集／コツがわかる！形成外科の基本手技―後期臨床研修医・外科系医師のために―

顔面の創縫合法
―きれいな縫合創を得るために―

冨士森良輔*

Key Words：創の開大（spreading scar），創の収縮（contraction of scar），接着スプリント（adhesive splint），凸凹（concave or convex）

Abstract　縫合創をきれいな瘢痕に仕上げるためには多方面にわたる配慮が必要である．創縫合法ではまず埋没縫合が重要なので，その理由について述べてみた．しかしきれいに仕上げる上でさらに大切な理解は，未熟瘢痕の性質についてである．未熟瘢痕は決してしっかりした組織ではない．だから縫合後の術後管理が大切なのである．縫合後の創は様々な外力を受けてその形態が狂ってくる．したがって変形しないように，動かないように術野を固定しておかねばならない．そのためには術野の環境に対する配慮も欠かせない．例えば額は比較的固定しやすい部位であるが口唇の固定はまさに至難の業である．同じ瞼でも上瞼よりも下瞼の方が管理が難しい．術野の皮膚が凹面を形成しているか凸面かで手術の仕上がりも大きく異なる．また手術で何がしかの皮膚を切除すれば dog ear の発生は必至でその予防策も講じておかねばならない．きれいな縫合創を得るのは大変なことである．

はじめに

　大変な表題である．1本の縫合創を1本のきれいな縫合創に仕上げるのは並大抵のことではない．形成外科の何十年の命題は，そのほとんどがこの問題を解決するための努力の歴史とも言えるからである．ではどのような問題があるのか，できるだけ項を挙げて説明しなければならないのであろうが，果たして十分な記載ができるかどうか．ただはっきり言えることは，縫合創をきれいに仕上げるためとして多くの成書で縫合法の解説が丁寧に行われており，それももちろん大切であるが，単に創を縫合するということは，例えば洋裁でのお針子さんの仕事のようなもので，それ以上に大切なことがある．それは術野の凹凸，緊張の有無，動きの状態に対処した皮切デザインであり，そしてまたそれ以上に重要な問題は，我々人間が日常または日夜の生活の中で自由に動かせている局所の皮膚をどこまで安静に保持できるのかということである．身体は柔らかく，一刻も動きを止めない．その肉体に切開を加え縫合しても，それが瞬間接着剤で固定されるのであれば問題はないが，数か月でやっと固まる接着剤のような瘢痕組織でくっつくのであるから，創縁が，泣いたり笑ったり，食べたり話したりする度に，ずれたり弛んだり，縮んだり伸びたりしない方が不思議としか考えられまい．1本の縫合創を1本のきれいな創に仕上げるためには，創が十分安定，固定するまで，その管理を患者に任せることなく，医者が厳重に管理して適時，適切な指導を直接行うことが大切であって，単に縫合法の良し悪しの問題でないことを十分理解しておくことこそ大切なのである．

I．縫合法

　縫合法は広く成書に記載されている通りである．

---

* Ryosuke FUJIMORI，〒600-8216　京都市下京区西洞院塩小路上ル　日生三哲ビル2階　冨士森形成外科医院，院長

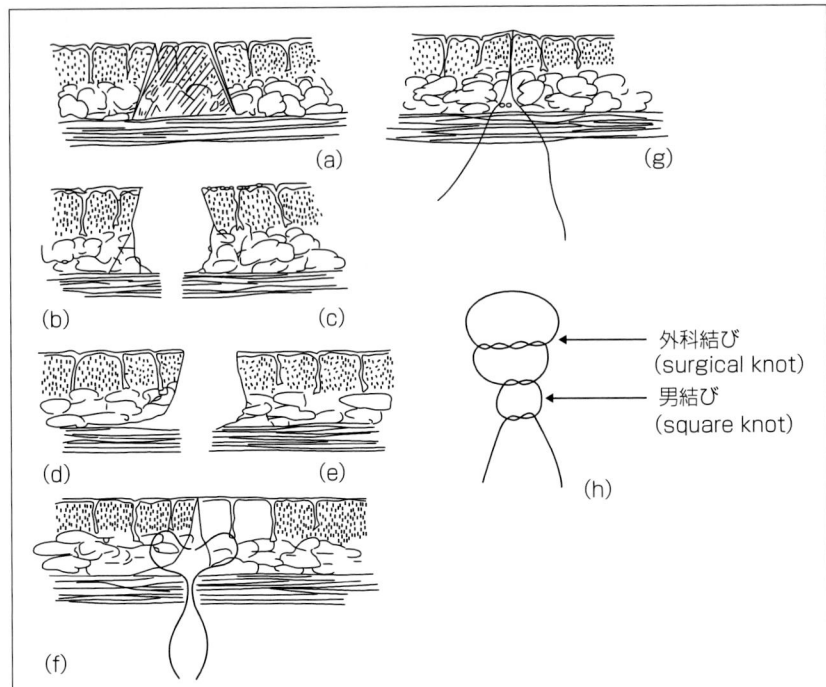

図 1.
皮膚切開はややオーバーハング気味に(a), 創縁の密着を図るため深層をトリミング(b～e). 埋没縫合は一部真皮にかけて引き寄せ, 力を強化する(f, g). 結紮は正しく外科結びと男結びで, 結び目は下向きに行う(h).

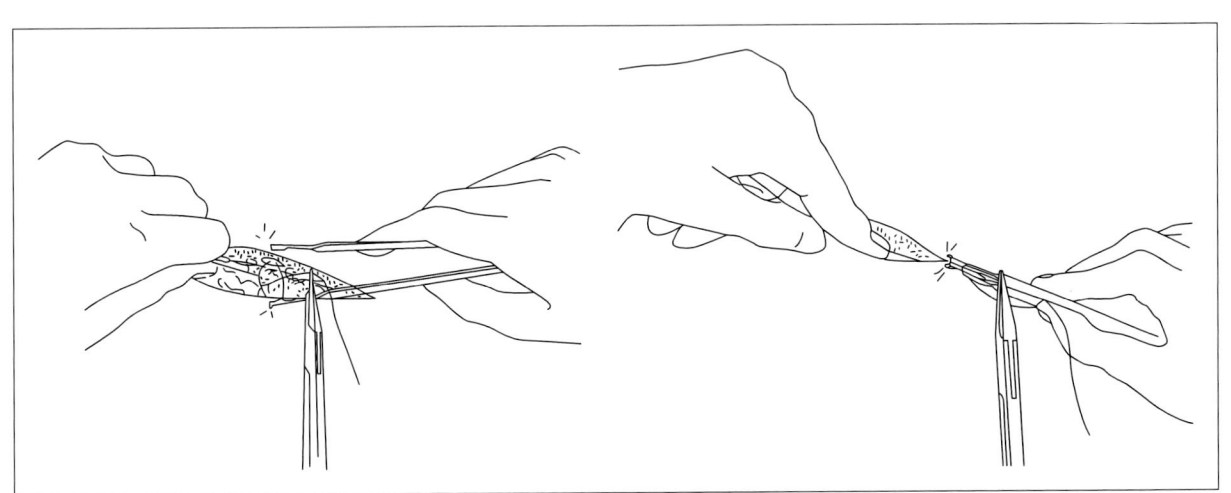

図 2. 皮膚の緊張が強く埋没糸での引き寄せが困難な場合, フックピンセットで引き寄せておいて結紮すると創縁の損傷が避けられる.

A．皮膚切開

次に述べる埋没縫合に備えた配慮が望ましい.

1．創縁がややオーバーハングにそそり立った一枚岩のようにカットしたい.

2．はみ出した脂肪は剪除する(図1).

B．埋没縫合と目的

1．減張処置

両側創縁を皮下で引き寄せて固定する「かすがい」の役である. 柔らかい非吸収性の糸を使用する. 単糸, 編糸を好みに応じて使用するが単糸は固いので硬結, 露出の原因になりやすく, 注意が必要[1)2)].

「註」 皮膚の緊張が強い場合はフックピンセットで引き寄せると無理がない(図2).

2．死腔の排除

埋没縫合の大切な役目は死腔の排除である. 死腔は感染源, 陥凹, 炎症持続の原因となり肥厚性瘢痕, 瘢痕拘縮を引き起こす. 死腔が広い場合は

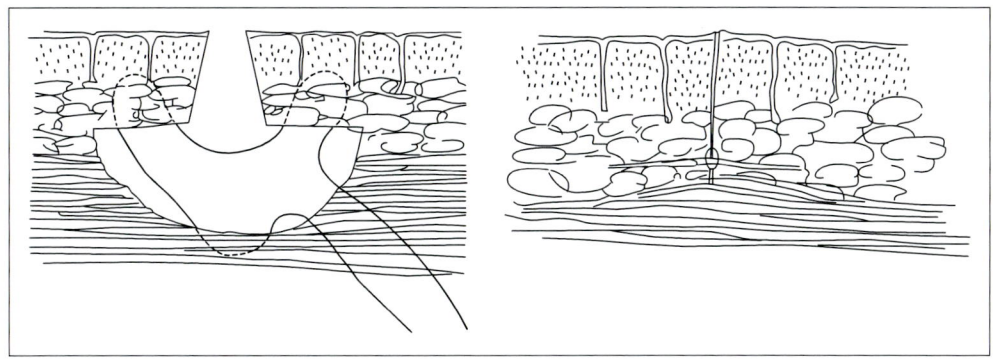

図 3. 創が深い時は縫合創に死腔を残さないよう，埋没縫合の糸を創底に掛けておく．

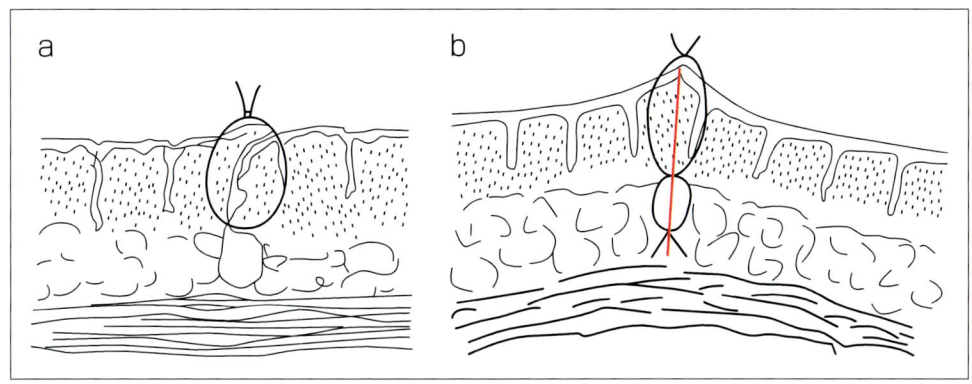

図 4.
a：不良例．表皮層が創内にめり込んでいる．
b：よい例．両側の表皮層が正しく合ってやや盛り上がっている．

埋没糸を創底に掛けておく（図 3）．

C．表皮縫合
1．表皮層を正しく接合させること．
2．接合部を堤防状に盛り上げて縫合する[3)4)]（図 4）．

「註1」 三叉路の縫合には三角縫合が便利（図 5）
「註2」 フックピンセットを用いた表皮縫合法（図 8）

II．術後処置

縫合創が成熟し安定するには約 3 か月以上の期間が必要である．それまでの早期の未熟状態は瘢痕というよりは肉芽組織で中に膠原線維が浮かんでいるどろりとした粘土のようなものであるから，周囲の外力によって引っ張れば伸びるし圧縮すれば縮む．運動刺激が加われば炎症が長引き肉芽がますます増殖し肥厚するといった目の離せない状態にある．したがって膠原線維の架橋が十分進んでしっかりした支持力を得た瘢痕組織に成熟

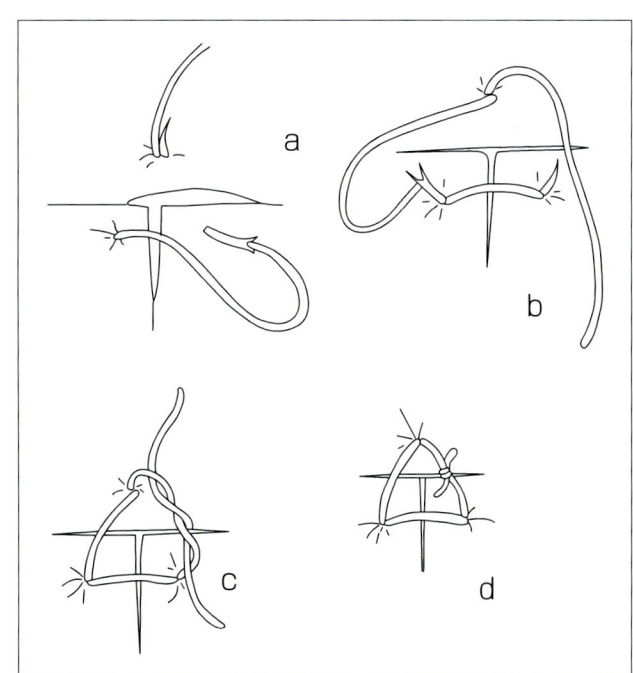

図 5．三叉路での縫合には三角縫合が便利

するまでは厳重な管理が必要である．臨床的には縫合創の赤味が殆ど消褪するまで，その管理は継続されねばならない．

A．創の減張保持：創の開大，縫合糸痕を防ぐための処置

単なる皮膚切開縫合創でも生理的な皮膚の弾力のため，抜糸した後，創は徐々に開大する．それは創に横方向に加わる張力(開大張力)のせいである．創にかかる張力が大きいほど開大幅も当然大きくなる(図9)．

したがって幾らかでも皮膚を切除して縫縮する形成外科手術の場合は，創縁の張力は増すわけであるから，それだけ開大を防ぐための減張処置を強くする必要がある．減張処置がしっかりしていれば表皮縫合の早期抜糸が可能となるので縫合糸痕の予防にも役立つ．

1．埋没縫合

既述

2．絆創膏による減張処置

広くマイクロポア絆創膏が使用されている．通気性があるので長期接着力に優れ，かぶれも少ない．ただし引き寄せすぎると皮膚に皺が寄り，創も陥凹した状態に固定されるので注意を要する．

「註」アンテナ法(仮称)：創の両側にピタシートを貼り，そのピタシートを両側から引き寄せて創を減張状態に固定する方法である．ピタシートの表面はプラスチックなので皮膚に比べてテープが強く接着し減張固定力が増す．皮膚の緊張が強い場所や髪の生え際などテープを貼る場所が少ないところなどに勧められる(図10)．

B．創の伸展保持

減張保持は創の開大の防止が目的であるが，その反対の創の伸展保持は創の長軸方向の収縮を防止するのが目的で，前者よりもさらに重要な処置である．創は自らの粘性によって縦方向に縮む傾向がある．すなわち創はその長さを最短距離に縮めようとする．したがってそこが凹面であればテンティングとなって隆起し，凸面であれば陥凹瘢痕となる．よって術後は創の減張固定と共に，長軸方向では常に伸展位に保持することを心掛けねばならない(図11)．

C．創の拘縮を防ぐ方法

創は自らの粘性により丸く縮む傾向があるが，さらに関節屈曲面や前頸部のように圧縮運動が加わるとますます縮むことになる．したがってそのような部位では患部の運動を制限し，さらには患部皮膚を伸展位に保持しておく必要がある．

1．コルセット，スプリント固定

一般に身体の水平方向の創は圧縮運動の影響が少ない．しかし身体には屈伸運動だけでなく，「ねじり運動」が加わることも考慮に入れたコルセットの作成，装着が望ましい．もちろん長軸方向に長い創はZ形成術などによってジグザグに変えて圧縮運動を和らげておく(アコーディオン効果)．そしてそのジグザグ線の一部を正しく水平に調整しておくことが望ましい．長軸に斜めの創はねじり運動の影響が大きく創の拘縮，肥厚を生じやすいからである(図12, 図13)．

2．接着スプリント固定

a）スポンジ接着スプリント

コルセットやスプリントで関節運動を制限しても局所皮膚の圧迫・安静固定はなかなか保持しがたい．確実を期すにはさらにその下で接着スプリントを直接創面に貼り付けて安静，固定を図りたい．市販のものとしては3M社のレストン，ニチバンのエラストン，同じく薄く支持力を強めたものとしてフィックストンがある(図12, 図13)．

b）シート状接着スプリント(ピタシート)

顔面での使用にも耐えられるよう開発された接着スプリントである．透明で薄く，支持力も適当に強く，創部に貼り付けテープで固定しておけばあまり目立たないのが長所となろう．またスポンジと異なり薄い板状で適当に固いので，貼付することによって創は圧迫され，縫合創縁の段違い，肥厚，拘縮などを防止あるいは矯正する力が強い．さらに薄いので瞼縁や口唇縁での細かい操作も可能である(図14, 図15)．

III．縫合創の環境

A．縫合創の方向
1．しわの方向に一致させる
皮膚腫瘍を切除する場合，切開方向をしわに一致させることが原則である．たとえば畳の目に一致させた切開は目立たないが斜めに入った切開は目立ちやすいし，またその修復も大変である（図16，図17）．

2．大きい皺，顔の輪郭に一致させる
術野が大きい皺や大切な輪郭を含む部位にあれば，細かい皺よりもそちらを優先させる．たとえばデッサンした顔の主要な線に一致させるということであるが，これは次項の皮膚面の凹凸の処置と重なる．

B．凹凸のある局面での処置
1．拘縮，肥厚，テンティング変形を防止
創は最短距離をとって治癒しようとする．未熟瘢痕の粘性の問題であろう．したがってたとえば谷を横切る縫合創はいつかテンティングを生じて肥厚拘縮の原因となり，山を横切る縫合創は陥凹瘢痕となる．したがって谷の最深部，または山の頂上でZ形成術を施して局面を逃がすなどの操作が必要となる[5]（図6，図18）．

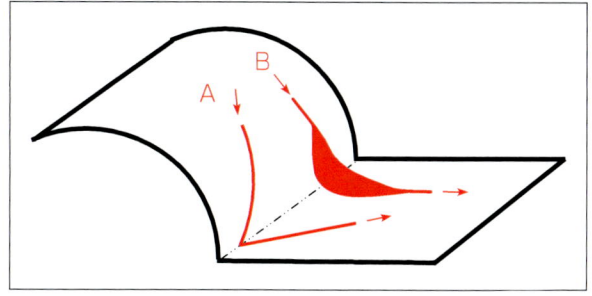

図 6． 縫合創は収縮しようとする．そのため谷部ではテンティングとなる．谷部で創の方向が鋭角に変われば創の収縮効果も分散されテンティングは回避できる（アコーディオン効果）．

2．凹凸を保持するには
例えば上眼瞼溝の窪みをそのまま再建するには，キルティングのように皮膚を創底に縫着したまま2～4週間，または粘土を型に入れ形のままのような状態にして3か月以上固定しておくことが必要である．

1）Exposing anchor suture（EAS）：表皮縫合糸を創底に縫着する方法．縫合糸は3週間前後抜糸せず保持（図7，図19，図20）．

2）創縫合の当初から型板を用いて約3か月創を圧抵しておく方法（図12，図21，図22）．

IV．Dog ear の処置

皮膚を紡錘形に切除縫合すれば必ず dog ear ができる．さらに中央がへこむから変形が強調され

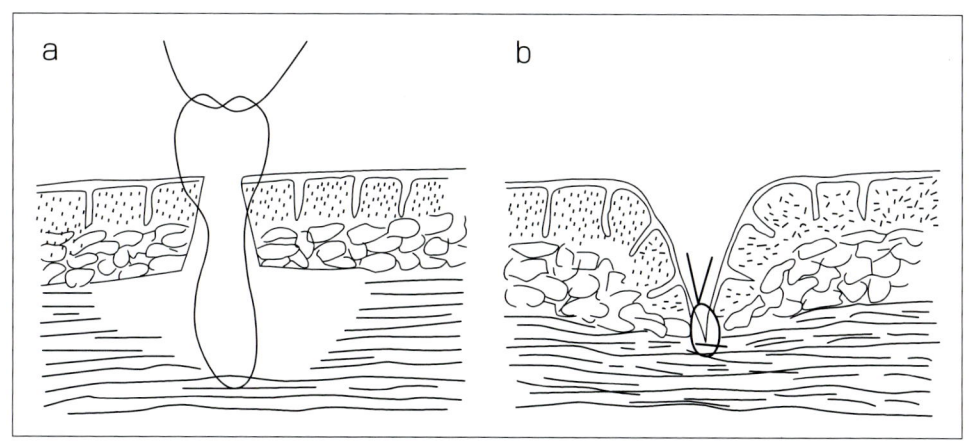

図 7．
創底を深く掘り（a），創縁が創底に密着するように縫合する（b）．表皮層が創底に密着状態に固定されていると創の陥凹は深いままに安定するが，真皮を密着させただけでは陥凹は弛む．なお陥凹の深さの調整は創底と表皮層との密着具合と縫合糸の保留期間の長さで加減する．

愁訴の原因となる.

A．くりぬき法（梁井）

紡錘形の両端の皮膚を 2～4 mm のトレパンで切り抜く[6]（図 23）.

B．Folding method 折り重ね法（冨士森）

Dog ear が大きくてトレパン法で処理できない場合には本法が用いられる．この方法は元の瘢痕を切開するだけで，他の部位に新たな皮膚切開を加える必要がないので患者に安心して勧めることができる（図 24）.

C．キルティング法（冨士森）

表皮縫合の後，創底と表皮の上に置いたクッションとをキルティングにて圧迫しておく．キルティングは約 3 か月保持する（図 25）.

まとめ

縫合創は当初は肉芽の状態で，次第に膠原線維が浮遊した状態になる．この時期は可塑性があり外力によって形が自由に変わる．したがってその間は外力の作用を絶ったまま瘢痕が安定するのを待つ．つまり形がしっかり安定するためには膠原線維間の架橋が完成するのを待たねばならない．炎症が長引くと架橋の完成が遅れる．その原因には体質もあるが主に運動刺激である．要は縫合創をきれいに仕上げるためには，創を好ましい形に保持したまま運動刺激を絶つということである.

文　献

1) 福田　修：真皮縫合法（Dermostitch）について．形成外科．**13**：203-220，1970.
2) 冨士森良輔：よりよい wound healing を得るために．創傷処置，縫合材料，ドレッシング後療法を含めて．皮膚科の臨床．**32**：1403-1419，1990.
3) 冨士森良輔：創縫合法．形成外科．**13**：227-234，1970.
4) 福田　修：新しい縫合法．45，克誠堂出版，1973.
5) 冨士森良輔，冨士森英之，齊藤伸子：術前の工夫（手術計画）慣れておきたい Z と YV の扱い方．PEPARS. **63**：8-20, 2012.
6) 梁井　皎：顔面部 Dog ear に対する新しい修正法．日形会誌．**11**（臨時増刊号）：119，1991.

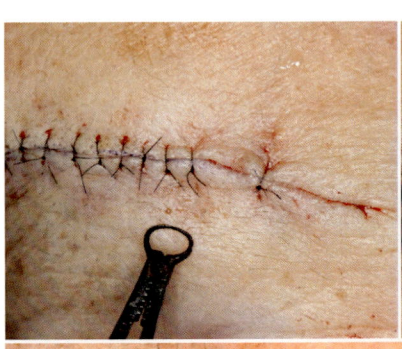 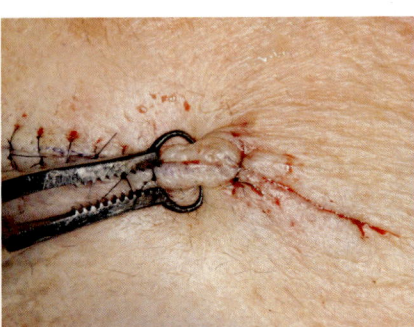 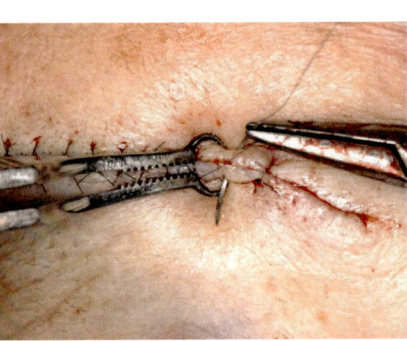

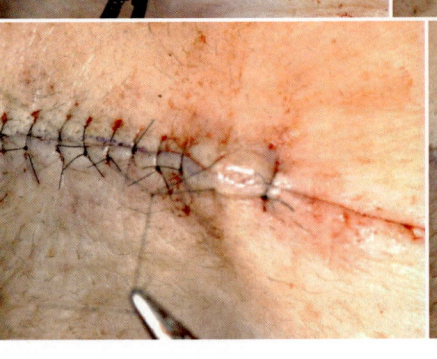 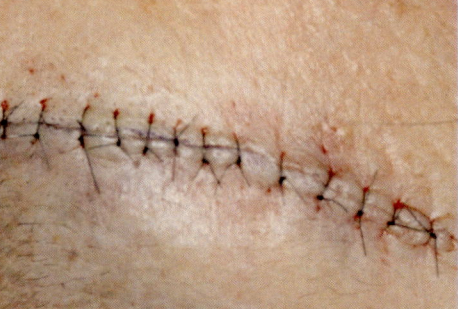

図 8.

a	b	c
d	e	

a：縫合前
b：フックピンセットでつまんで表皮層を合わせ，盛り上げた状態にする.
c：その状態のまま針を通すと糸は正しい縫合の軌道を通る.
d：縫合は創を持ち上げて結紮する.
e：結紮終了

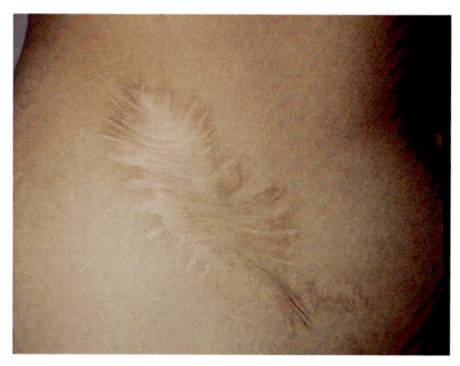

図 9.
植皮の後の採皮部を縫縮した創（腹部）．創の開大が著明，それに加えて長軸方向の拘縮も著明である．腹部の屈曲運動により創が圧縮された状態が溶岩のように表れている．

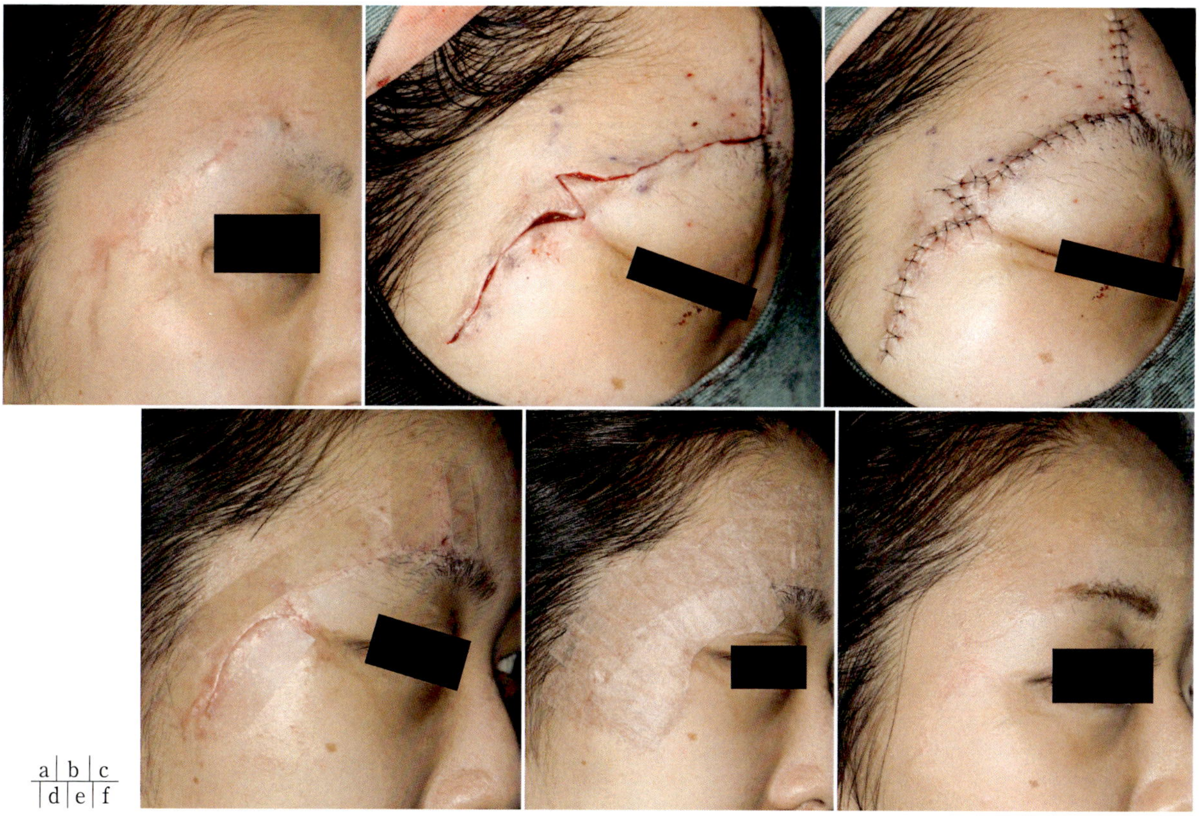

a	b	c
d	e	f

図 10.

a：顔面外傷瘢痕
b，c：皮膚埋没縫合を終え，表皮縫合も終了
d〜f：Hair line が迫っていてテープによる減張処置のための十分な広さがない場合には，創両側にピタシートを貼り付けその上から減張処置を行うと，プラスチックフィルムとテープは強固に接着するので減張・安静保持効果が増強する(f)．

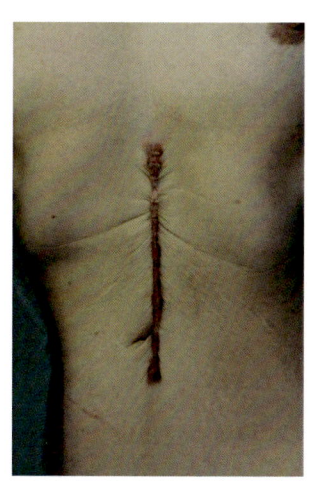

図 11.
縫合創の術後変形
早期の創は粘液弾性体とも考えられ，何の外力も加わらなければ丸く縮む性質がある．しかし張力が加われば伸び，圧縮力が加わればさらに縮むといった具合に形を変える．

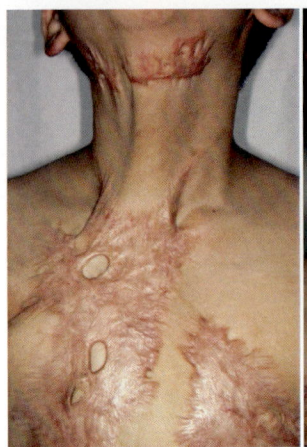

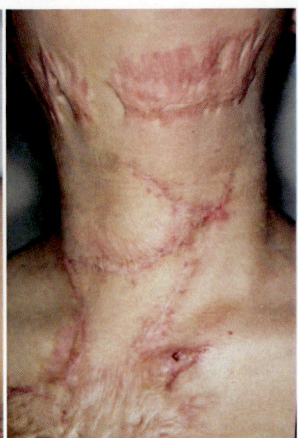

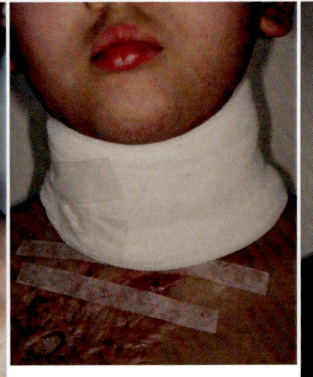

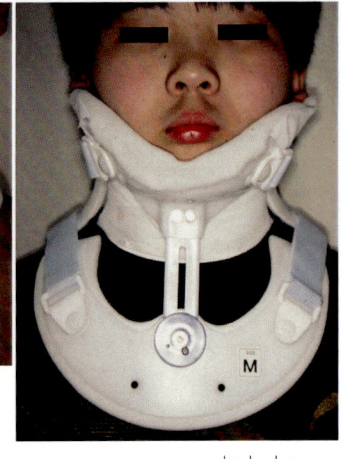

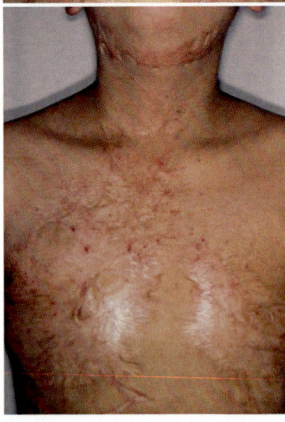

a｜b｜c｜d
e｜

図 12.
a：頸部の瘢痕
b：拘縮形成術(Z 形成術)
c：術後創面には接着スプリント(フィックストン)を貼付し，さらにその上からタオルによる圧迫(マフラー法)で凹曲面を保持
d：さらにコルセット(アドフィットカラー)により圧縮運動とねじり運動を阻止した．
e：術後．拘縮の再発はない．これらの術後処置は 3 か月以上の期間が必要である．ただし 15 歳までの子供は，幼小な程，骨の変形が起こりやすいので注意が必要となる．

a｜b｜c
d｜e｜f
g｜

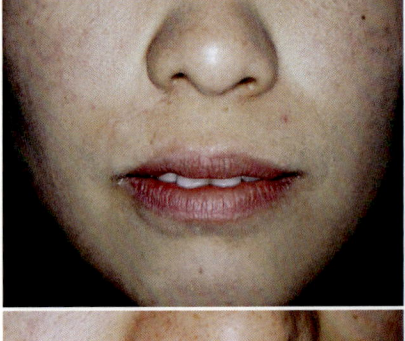

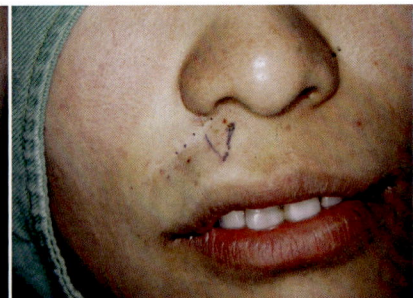

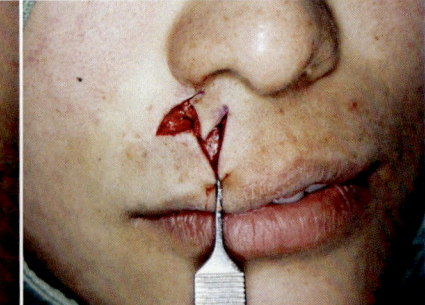

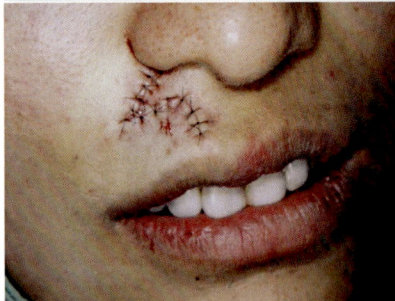

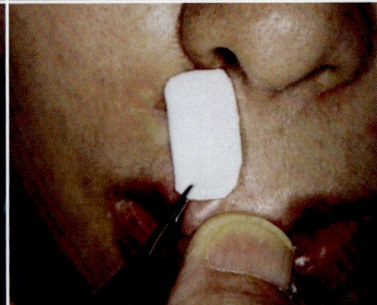

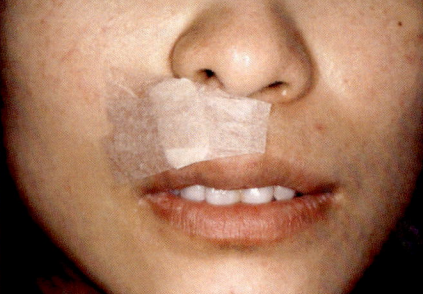

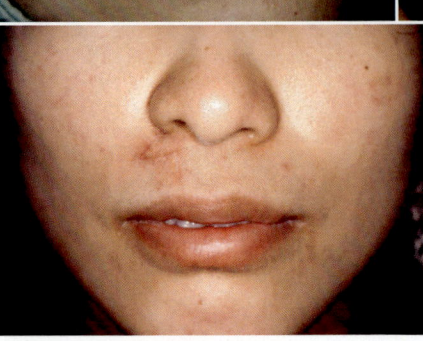

図 13.
顔面のようにコルセットなどが使用できない場合，
術後の固定に接着スプリントは欠かせない．
a：上口唇の瘢痕切除後の寄せすぎ変形
b～d：Z 形成術の作図，切開，縫合
e，f：縫合創を引き延ばして接着スプリント(フィックストン)で固定
g：3 か月後．拘縮変形は改善

a | b
c | d

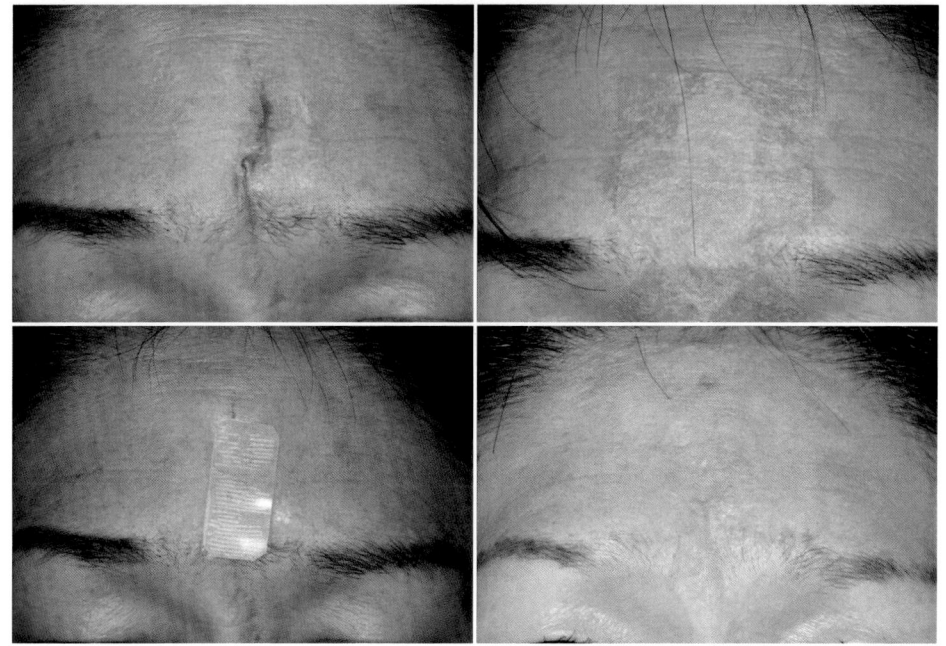

図 14.
a：額の斜めの手術創．折角のジグザグ皮弁に段違いと肥厚を生じている．
b～d：ピタシートの圧迫固定で矯正された．

a | b | c
| d | e

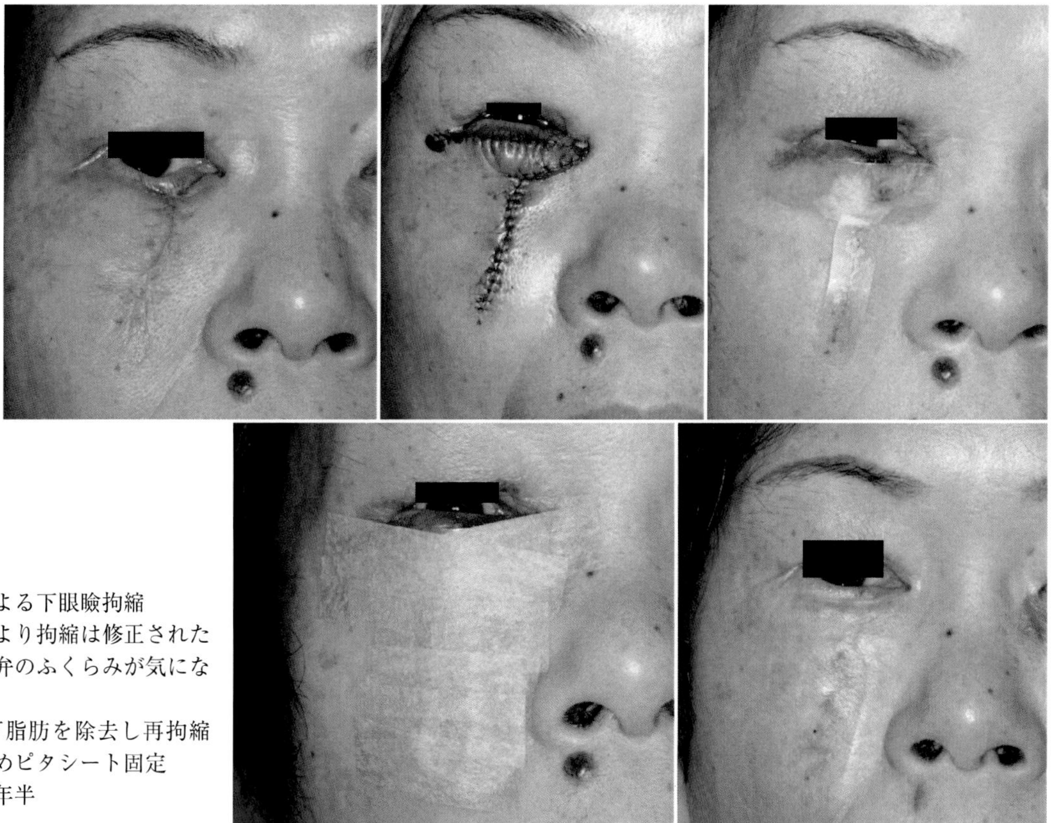

図 15.
a：外傷による下眼瞼拘縮
b：手術により拘縮は修正されたが局所皮弁のふくらみが気になる．
c，d：皮下脂肪を除去し再拘縮防止のためピタシート固定
e：術後１年半

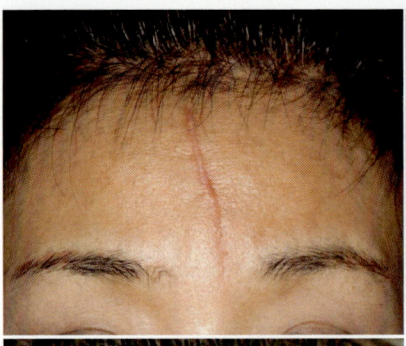
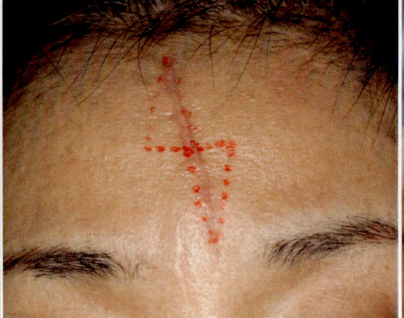
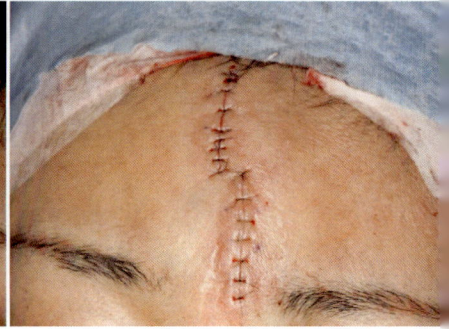
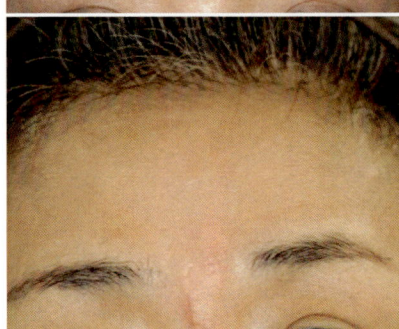

a	b	c
d		

図 16.
額の斜めの瘢痕
 a：炎症が長引いている．
 b，c：皮切デザインを一部しわの方向に一致，一部直交させることによって炎症を抑え，整容を図った．術後，ピタシートを両側に貼付し上からテープを貼付して減張固定（アンテナ法）を図った．

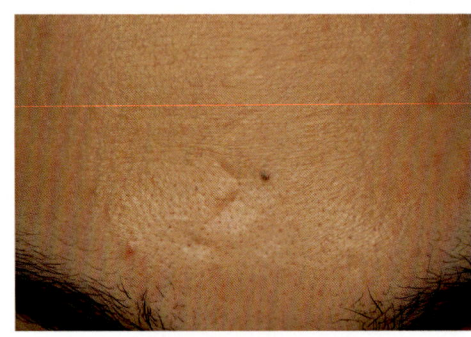

図 17.
額の斜めの縫合創は目立ちやすい．

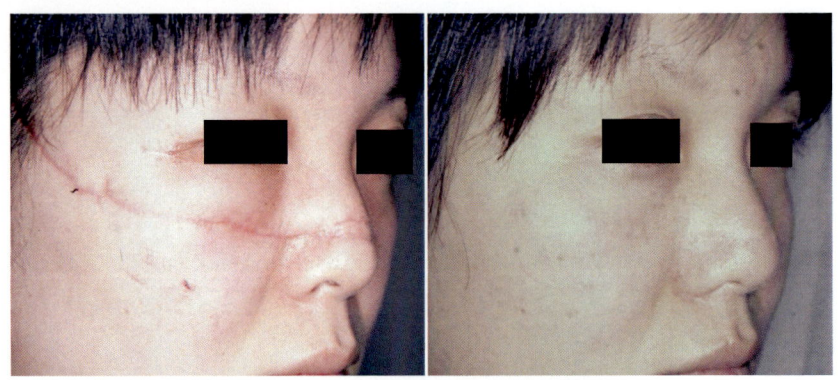

図 18．頬から鼻にかけて水平に走る線状瘢痕
頬（凸部）では陥凹性瘢痕となり，鼻唇溝部（凹面）では隆起してテンティングを形成する．Z形成術により陥凹は修正された．

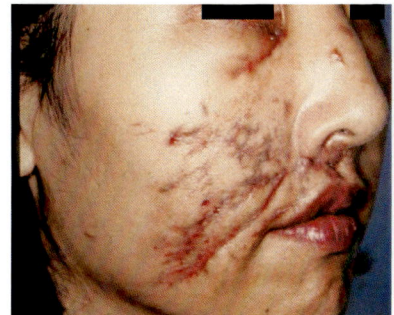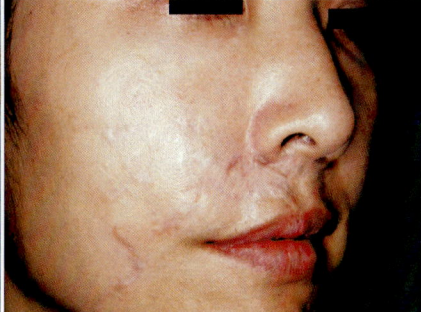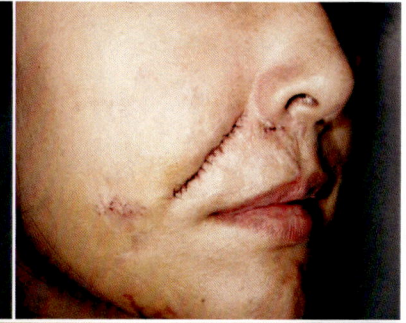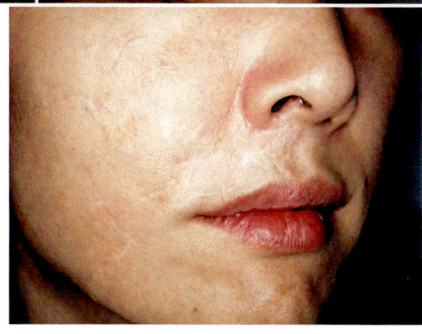

a|b|c
d

図 19.
a：外傷性瘢痕
b：瘢痕は修正されたが患者は鼻唇溝再建を希望
c：Exposing anchor suture(EAS)を施行．糸は3週間保留
d：術後2年

a|b|c

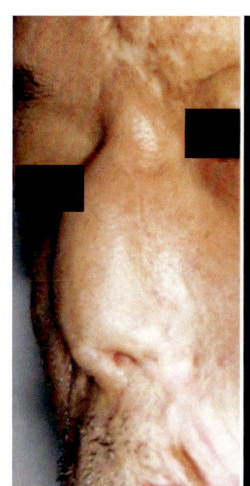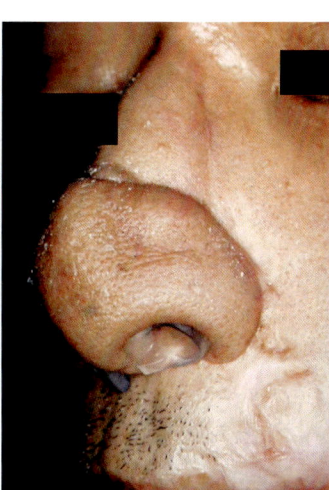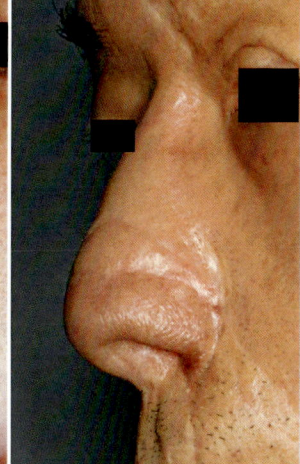

図 20.
a：術前
b：頭皮皮弁で額の皮膚を鼻部に移動
c：EASで鼻翼溝を再建して鼻の形を整える．

a|b
c|d

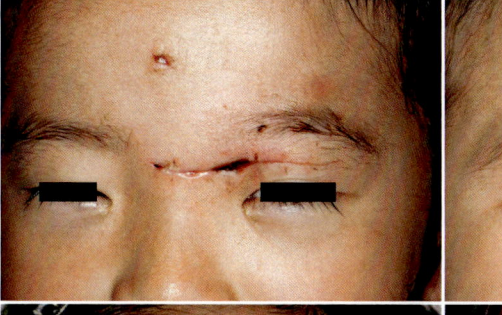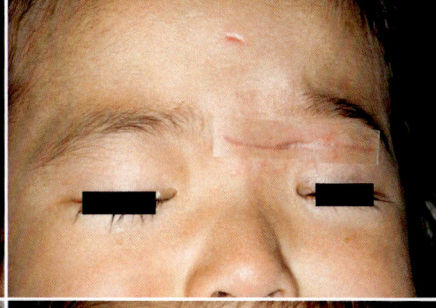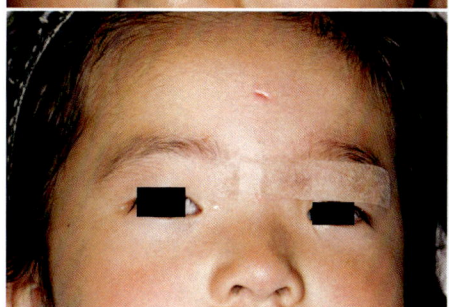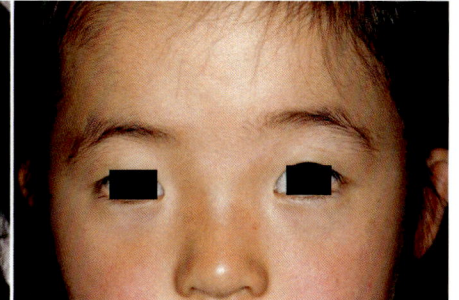

図 21.
a：3歳，女児．上眼瞼の外傷．テンティングは必至と判断される．
b, c：母の意向により縫合せず上皮化を待ち，ピタシートを折り曲げて圧迫固定し，上眼瞼の陥凹を保持
d：患者の協力を得て3か月終了．良結果を得られた．

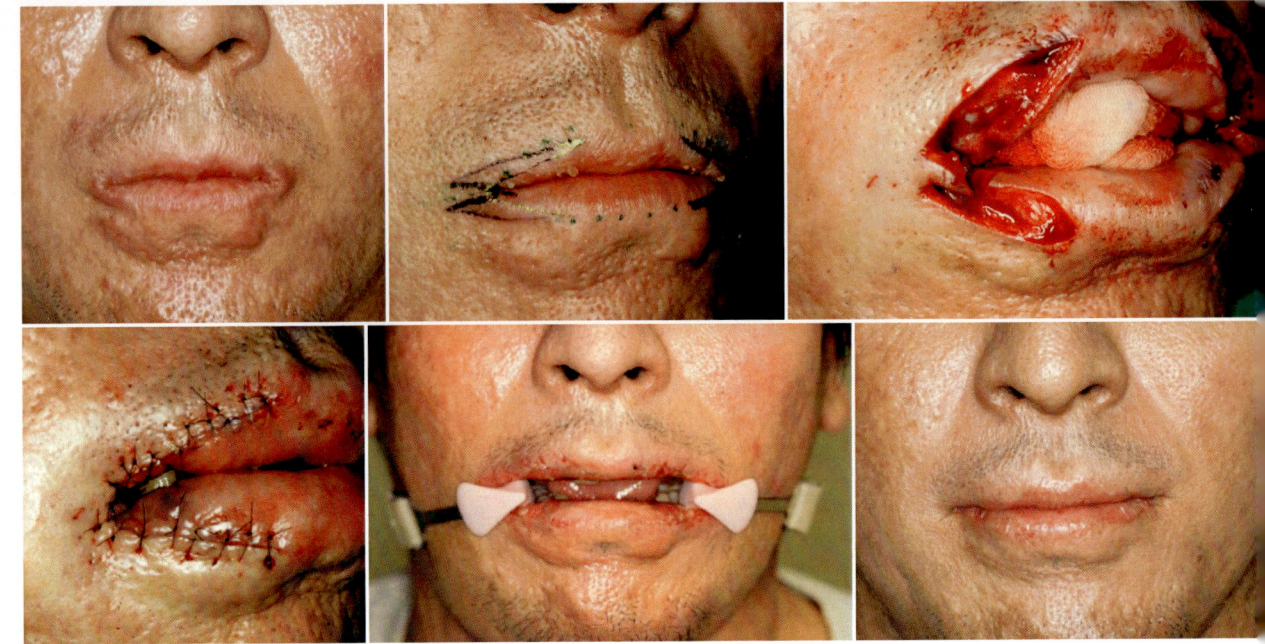

図 22. a|b|c / d|e|f
a：術前．口角部の熱傷瘢痕
b, c：口裂の延長と口角の窪みを再建する目的で口角に細い皮弁(belt flap)を作成
d：皮弁を口腔内に折り込み縫合
e：約 2 か月．主に夜間，口角牽引器にて軽く圧迫した．
f：6 か月後の状態．口角部の瘢痕は柔らかく肥厚もなく，自然な窪みも再現されている．

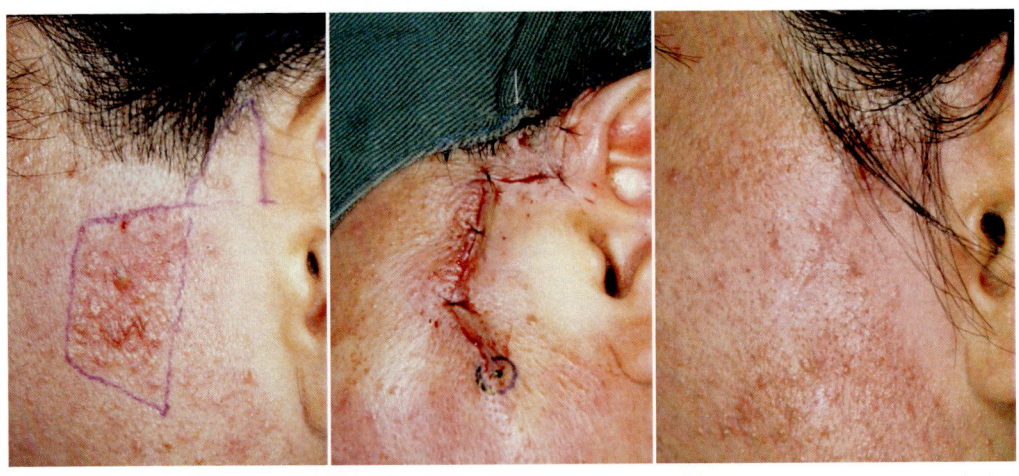

図 23. Dog ear の処置，くりぬき法(梁井)   a|b|c
a：術前．脂腺母斑切除作図．下端に直径 3 mm の皮膚切除を予定する．
b：皮膚切除後縫合
c：トレパン創は開放のままであるが瘢痕は軽微，dog ear も認めない．

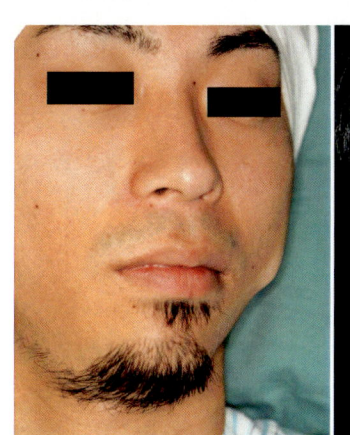
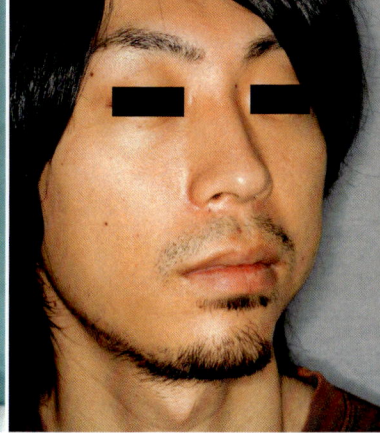
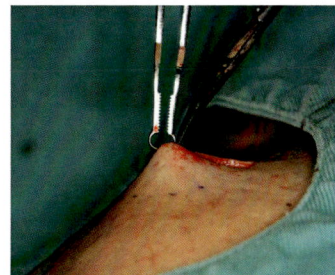
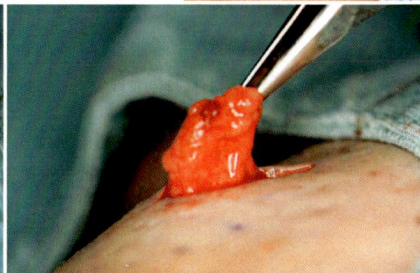
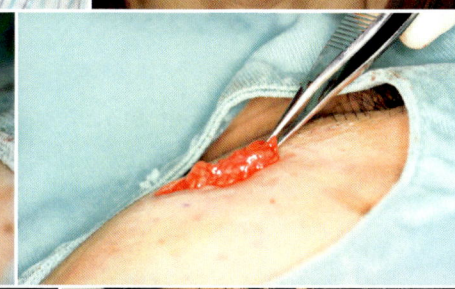
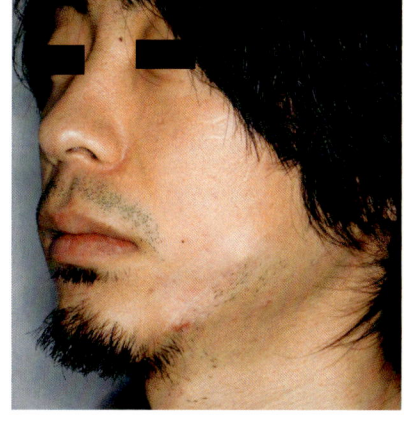
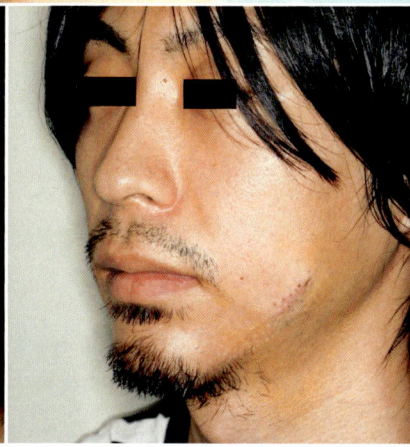

図 24.
Dog ear の処置, folding method（冨士森）
 a：頰部の dog ear の術前
 b：術後
 c：Dog ear の皮下組織を剪刃で剝離して皮下茎弁を作る.
 d, e：皮下茎弁を中央に引き寄せ縫着
 f, g：術前後の状態. 瘢痕の長さは変わらず, 新しい皮膚切開の必要もないので患者も安心して手術が受けられる.

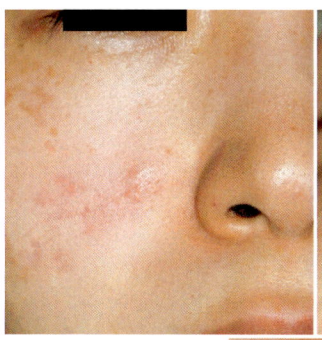
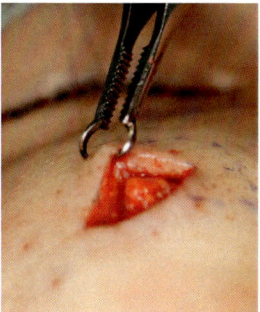
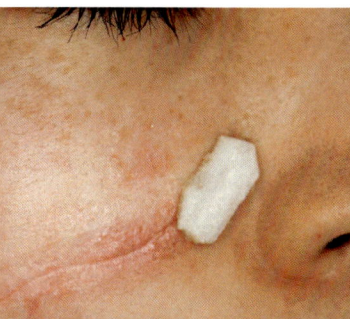
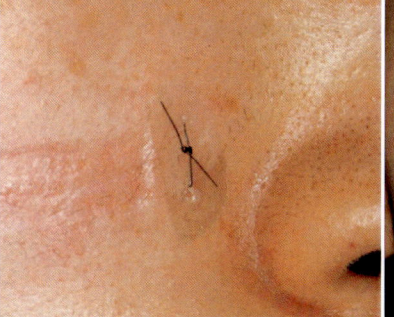
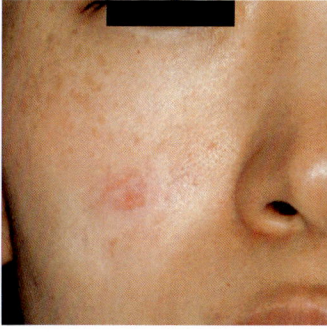

図 25.
Dog ear の処置, folding method（冨士森）
 a：患者は数回の手術の後なので鼻側の dog ear にとても神経質である.
 b, c：Folding method で改善を図ったが, 隆起が残ったので接着スプリント（フィックストン）による圧迫を試みたが1か月位しか我慢できなかった.
 d：そこでもう一度, folding method を行いピタシートによる圧迫（キルティング）を試みた. 縫合糸は創底にかかっている. 今回はその上から肌色テープ1枚でカバーできたので, 3か月間の処置が継続でき, 満足な結果を得ることができた.
 e：術後の状態. 特に顔面の陥凹部の圧迫処置に難渋する場合, このキルティング法は効果的と考えられた.

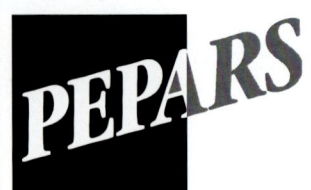

◆特集/コツがわかる！形成外科の基本手技—後期臨床研修医・外科系医師のために—

ケロイドと肥厚性瘢痕の病態と治療法

野村　正[*1]　寺師浩人[*2]

Key Words：ケロイド(keloids)，肥厚性瘢痕(hypertrophic scars)，圧迫療法(compression therapy)，手術療法(surgical therapy)，放射線治療(radiation therapy)，ステロイド注射(corticosteroid injections)

Abstract　ケロイド・肥厚性瘢痕は，外科系の日常診療で比較的高い頻度で遭遇する疾患である．整容面のみならず，痛み，痒みやひきつれを伴うことから，著しく患者のQOLを低下させることもある．
　ケロイドは正常皮膚に浸潤拡大するのに対して，肥厚性瘢痕は正常皮膚に浸潤することはなく，この点で臨床的に区別される．ともに異常な創傷治癒過程によって生じるが，組織学的には明確に区別することは難しい．
　治療法としては，固定療法，圧迫療法，被覆材による治療，外用療法，注射，手術療法，放射線などが挙げられるが，発生あるいは悪化の原因，大きさ，部位，患者背景などを十分に考慮して適応を決める．特にケロイドに対する手術療法適応の判断は慎重を要する．

はじめに

　ケロイド・肥厚性瘢痕は，外科系診療科において必ず遭遇する疾患であるが，診断から治療に至るプロセスに混乱を生じることも少なくない．ケロイド・肥厚性瘢痕は，異常な創傷治癒過程の一つであり，過剰な瘢痕形成がその病態の一つであるが，その詳細な成因については現在でも不明な点が多い．本稿では，後期臨床研修医・外科系医師が「知っておくべき基本的な知識」としてのケロイドと肥厚性瘢痕の病態と治療法について解説する．

ケロイドと肥厚性瘢痕の鑑別

1. ケロイド

　はっきりとした誘因がなくても(虫刺されやニキビなどでも)，周囲皮膚に浸潤拡大しながら水

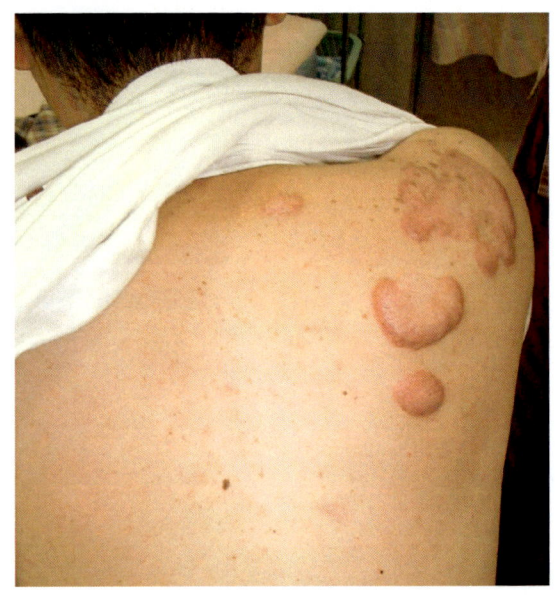

図1. 背部ケロイド
小さな痤瘡から発生したものと思われる．

[*1] Tadashi NOMURA，〒650-0017　神戸市中央区楠町7-5-2　神戸大学大学院医学研究科形成外科学，特命講師
[*2] Hiroto TERASHI，同，教授

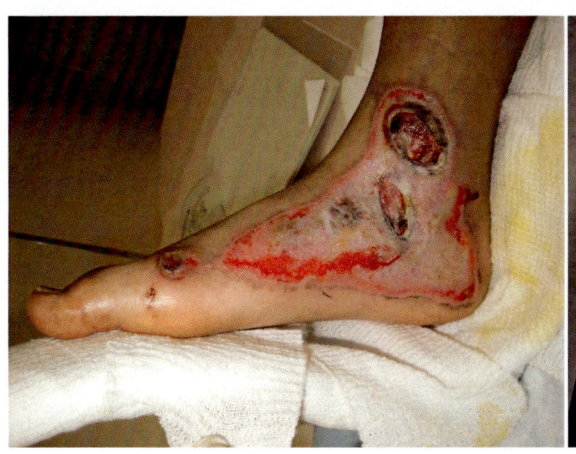
a．交通事故による礫創

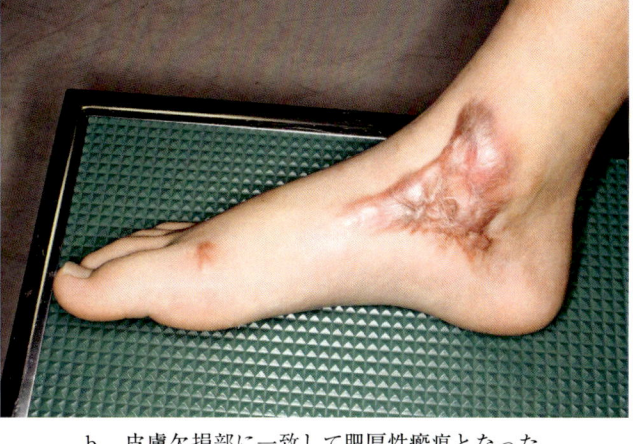
b．皮膚欠損部に一致して肥厚性瘢痕となった．

図 2．

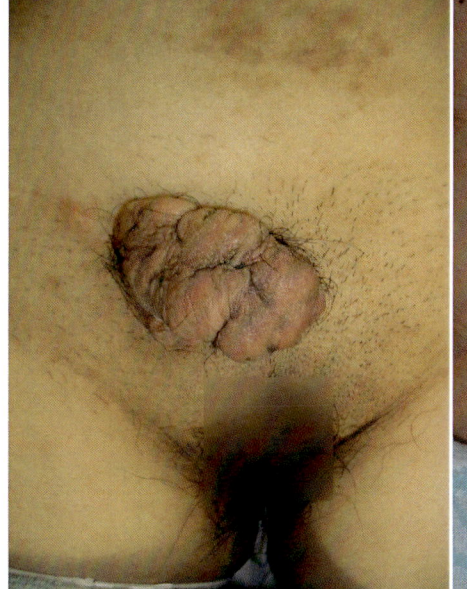
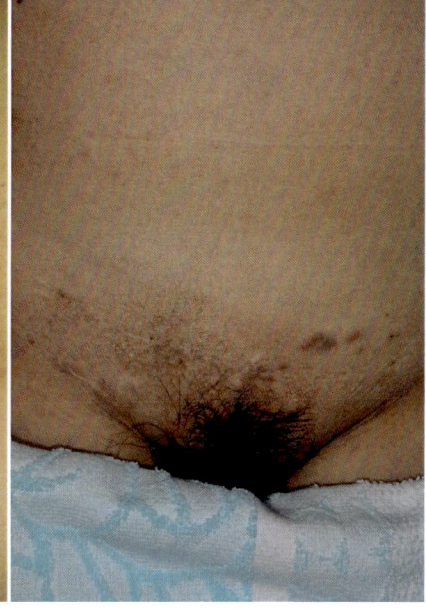

図 3．
a：恥骨部のケロイド
はっきりとした誘因はないが，高度肥厚性瘢痕との判別は困難である．
b：切除＋電子線照射 15 Gy 治療後 6 年．ケロイドは鎮静化している．

平方向に増大する（図 1）．長い経過で，中央部は平坦化し，成熟化することもある．好発部位としては，前胸部，上背部，肩，耳介，恥骨上部などが挙げられる．一方，皮膚が薄く，緊張の少ない眼瞼では発生しにくい．また，有色人種に多く，白人には少ない．

2．肥厚性瘢痕

はっきりとした誘因があり，受傷部位（初期の瘢痕形成部位）を超えずに垂直方向に隆起する（図 2）．周囲正常皮膚に浸潤しない点でケロイドと区別される．臨床的にその隆起の程度によって，高度，中等度，軽度と分類される[1]．一般に，創傷治癒までに要した期間が長いほど重度の肥厚性瘢痕となる傾向がある．

ケロイド・肥厚性瘢痕の特徴は上記の通りであるが，臨床上，鑑別が困難なことも少なからず存在する（図 3）．臨床所見を項目別に点数化して診断することで，治療法に利用する報告がある（表 1）[2]．

3．その他の皮膚腫瘍との鑑別

悪性腫瘍では，隆起性皮膚線維肉腫（DFSP）が挙げられる（図 4）[3]．問診を行い，明らかな外傷の既往がない場合は，本疾患を疑い，生検を行う．

表 1. ケロイド・肥厚性瘢痕 分類・評価案 2011(JSW Scar Scale 2011)(文献 2 より引用.表中の図 1〜7 は文献 2 参照)

分類(グレード判定,治療指針決定用)		
1. 人種	黒色系人種	2
	その他	1
	白色系人種	0
2. 家族性	あり	1
	なし	0
3. 数	多発	2
	単発	0
4. 部位	前胸部,肩-肩甲部	2
	その他	0
5. 発症年齢	0〜30 歳	2
	31〜60 歳	1
	61 歳〜	0
6. 原因	不明もしくは微細な傷(痤瘡や虫刺され)	3
	手術を含むある程度の大きさの傷	0
7. 大きさ(最大径×最小径 cm²)	20 cm² 以上	1
	20 cm² 未満	0
8. 垂直増大傾向(隆起) (文献 2 図 1 参照)	あり	2
	なし	0
9. 水平拡大傾向 (文献 2 図 2 参照)	あり	3
	なし	0
10. 形状 (文献 2 図 3 参照)	不整形あり	3
	その他	0
11. 周囲発赤浸潤 (文献 2 図 4 参照)	あり	2
	なし	0
12. 自覚症状(疼痛・掻痒など)	常にあり	2
	間欠的	1
	なし	0
	合計 0〜25 点	

評価(治療効果判定,経過観察用)				
硬結				
0:なし	1:軽度	2:中等度	3:高度	
隆起(文献 2 図 5 参照)				
0:なし	1:軽度	2:中等度	3:高度	
腫瘤の赤み(文献 2 図 6 参照)				
0:なし	1:軽度	2:中等度	3:高度	
周囲発赤浸潤(文献 2 図 7 参照)				
0:なし	1:軽度	2:中等度	3:高度	
自発痛・圧痛				
0:なし	1:軽度	2:中等度	3:高度	
掻痒				
0:なし	1:軽度	2:中等度	3:高度	
			合計 0〜18 点	

<備考>
軽度:症状が面積の 1/3 以下にあるもの,または症状が間欠的なもの
高度:症状がほぼ全体にあるもの,または症状が持続するもの
中等度:軽度でも高度でもないもの

<参考>
0〜 5 点　正常瘢痕的性質
5〜15 点　肥厚性瘢痕的性質
15〜25 点　ケロイド的性質
＊判定は初診時に行う(すでに治療が行われている場合,問診を参考にし,治療前の症状を可能な限り評価する)
＊範囲の大きいものでは,症状が最も強い部分を評価する
＊複数あるものでは,それぞれにつき,4〜12 を個別に評価する(1〜3 は共通)

成因

ケロイド・肥厚性瘢痕の発生メカニズムについては現在でも不明な点が多いが,正常な創傷治癒機転が破綻し,コラーゲンが異常増殖していることに違いはない.

組織学的には,渦巻状〜結節状の膠原線維の増殖が本体で,ケロイドと肥厚性瘢痕は類似するが,ケロイドは肥厚性瘢痕に比べてそのコラーゲン線維が太く,厚く,波打ち状を呈するとされる[4].しかしこれらの特徴は,ケロイドの 55% 程度にしか見られない[5].

ケロイド・肥厚性瘢痕に関与する細胞成分としては線維芽細胞,筋線維芽細胞の他,肥満細胞を代表とする炎症細胞が,細胞外基質としてはコラーゲン(I 型,III 型)やフィブロネクチンが主体

をなしている[6]．一方，外因的要素としては皮膚の緊張や刺激が加わる部位に発生が多いことから，機械的刺激が指摘されている[7]．

ケロイド・肥厚性瘢痕は，痒みを伴うことが多く，古くから炎症の関与が指摘されていた[8]．肥満細胞にはヒスタミンやプロスタグランジンなど炎症起因物質が含まれており，ケロイド・肥厚性瘢痕において肥満細胞が増加している．

一方，ケロイド・肥厚性瘢痕形成のシグナル伝達を解明すべく分子生物学的研究がなされ，各種サイトカインについて多くの報告がある．中でもTGF-βは，この分野で最も多く研究されているサイトカインの一つである．TGF-βは皮膚線維芽細胞に対して，コラーゲンやフィブロネクチンなど細胞外基質の産生を促進させる[9]．また，ケロイドの増殖部位のコラーゲンでは明確にTGF-βの発現が増加している[10]．一方で，ケロイドにおけるTGF-βの過剰発現だけでは，ケロイド形成が生じるものではないとの報告もある[11]．

この他のアプローチとして脂質解析からは，黒人のケロイド患者における血中脂肪酸解析で，アラキドン酸とオレイン酸が高いとされる[12]．肥厚性瘢痕では正常真皮に比べてアラキドン酸が有意に高いという結果もあり[13]，必須脂肪酸であるアラキドン酸の関与は，食生活との関連が示唆される他，代謝産物としてプロスタグランジンを代表とする炎症起因物質が産生されるため，ここでも炎症の関与が示されている．

ケロイド・肥厚性瘢痕発生のメカニズムが解明されていない理由として，ケロイドがヒトのみに生じることと真の動物モデルが確立されていないことがある．近年，クラウン系ミニブタを用いた肥厚性瘢痕モデルが報告されている[14]が，今後検証を要する．さらなる研究成果が待たれる領域である．

治療法

ケロイドは，外傷部位を超えて正常皮膚まで拡大するため，手術療法については慎重を要する．

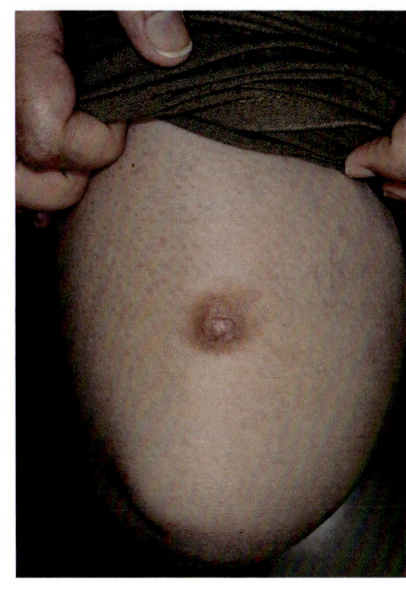

図 4.
大腿 DFSP 症例

手術を行う場合は，放射線治療やステロイド注射などを組み合わせる集学的治療を行う．一方，肥厚性瘢痕では時間の経過とともに成熟化して平坦となることも少なくなく，受傷原因，症状，部位，年齢などを総合的に勘案して治療法の適応を決定する．ケロイド・肥厚性瘢痕の治療アルゴリズムが紹介されている[15)16]．

1．物理療法

早期の瘢痕は可塑性を有するアモルファスなものという考えから，様々な物理療法が報告されている[17]．下記に代表的な治療法を記載するが，詳細は成書を参考にして頂きたい．

A．固定療法

創傷治癒過程の最終段階である組織再構築期では，瘢痕組織が可塑性を有しているとされている[17]．特に，関節部位では固定や圧迫を行うことで，肥厚性瘢痕形成が抑制される．最も簡便な固定療法としては，スキントーンテープ（マイクロポア™，3 M）による固定が簡便である．術後3～7日に1回程度の貼り替えを行い，3か月程度貼付する．関節部位では，シーネや装具を作製し，固定する場合もある．

B．圧迫療法

医療用スポンジ（レストン；3 Mやフィックストン；ニチバン）を瘢痕に貼付し，その上からスキントーンテープで圧迫する．肥厚性瘢痕では圧迫

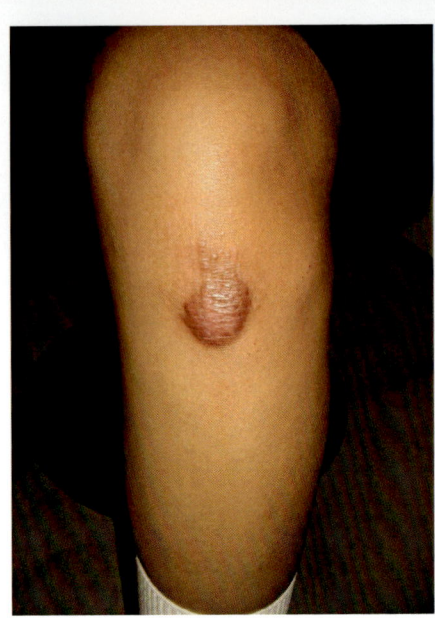
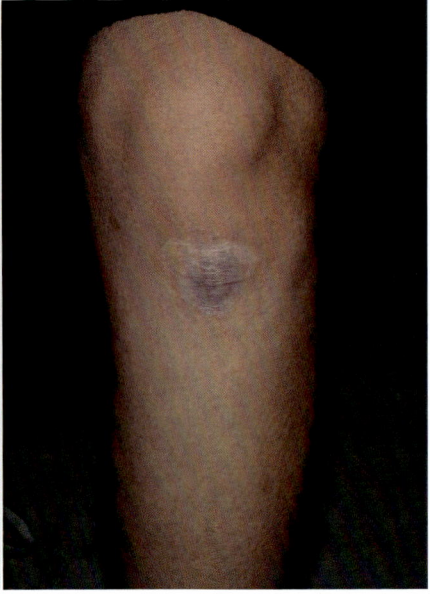

図 5.
a：膝部肥厚性瘢痕
b：バレー部に所属しており，サポーターによる患部保護とスポンジによる圧迫療法で軽快した．

療法のみで軽快することも少なくない(図5)．安価で，家庭で行うことができるが，時に過圧迫による皮膚潰瘍が生じるため注意が必要である．

C．被覆材による治療

シリコンジェルシート(エフシート，シカケア，スミスアンドネフューメディカル社)やハイドロコロイド製材(ピタシート®，アルケア社)などがある．主に，ハイドロコロイド材は保湿作用によって効果を発揮すると考えられている．ピタシート®は固定性があることや透明で貼付部位が確認できる利点がある．

2．薬物療法

A．トラニラスト(リザベン)内服

経口の抗アレルギー剤として本邦で開発された薬剤で，ケロイド・肥厚性瘢痕に対する有用性が報告されている．肥満細胞からの脱顆粒を抑制することで，TGF-β を代表とする各種サイトカイン産生が抑制され，コラーゲン合成を阻害し，病状を軽減するとされている[18]．トラニラスト単独で，早期に病変の退縮が得られるわけではなく，主に搔痒感や疼痛などの症状を緩和させる印象であり，他の治療法との併用療法で行われることが多い．小児用として，ドライシロップや細粒製剤がある．副作用として膀胱炎様症状があり，症状出現時は速やかに中止する．さらに，妊婦には禁忌であり，注意が必要である．

B．副腎皮質ステロイド含有テープ(ドレニゾンテープ)

主に，抗炎症作用で治療効果を発揮する．さらに密閉療法としての保湿効果も期待できる．一方で，粘着剤にアクリル樹脂が使われており，接触性皮膚炎や隣接皮膚の毛囊炎を生じる場合もあり，このような場合は使用を中止する．

C．ステロイド局所注射

トリアムシノロンアセトニド(ケナコルト A)が広く用いられている．軽度の侵襲を伴うが，単独でも治療効果は大きく，痛みに関しては数回の治療で効果が現れることが多い．また，手術療法の補助療法としての効果も期待できる[16]．

方法としては，同一部位に関しては月に1回程度，最大10 mg 患部に直接注入するが，強い痛みを生じるため，リドカインなど局所麻酔剤を予め患部に注射する．もしくは局所麻酔剤と等量で混合して注射する．病変は硬いため，注入時，ある程度の注入圧を必要とすることから，ロック付きシリンジやインスリン注射用のシリンジを用いる(図6-a)．注入に適切な「層」を見つけることが注入のコツである．病変穿刺後，ある程度の圧をかけながら針を垂直方向に上下させると，注入しやすい層が確認でき，病変内に薬剤が広がりやすい．注入量は，皮膚の緊張や変色程度(表層では少し白くなる)を参考に決定する(図6-b, c)．圧をか

図 6.
a：インスリン注入用シリンジ
b：ケナコルト注入前の肥厚性瘢痕
c：ケナコルト注入後．瘢痕が白く膨らんでいる．

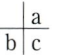
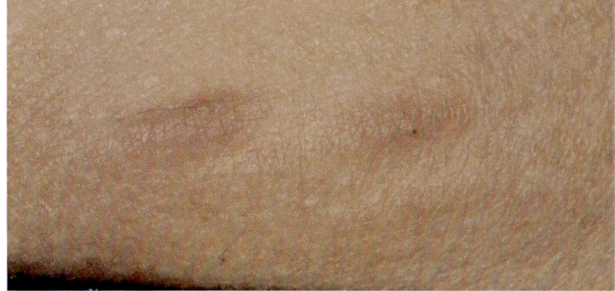
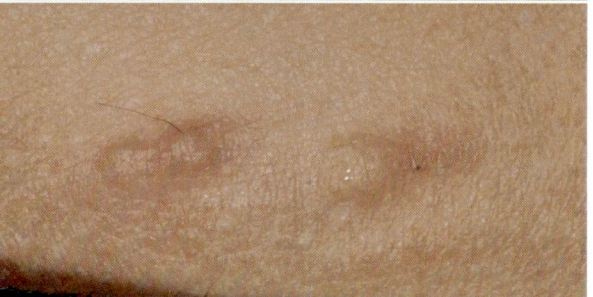

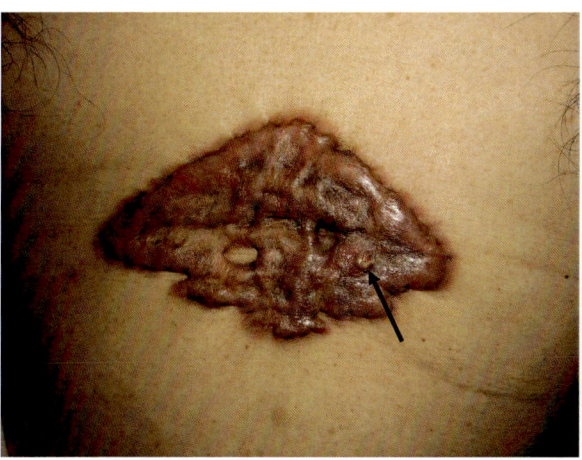
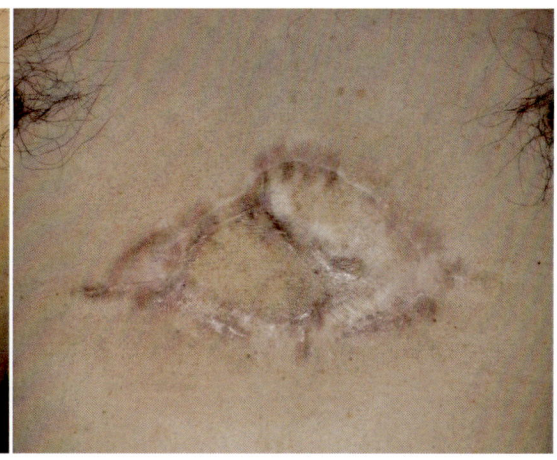

図 7.
a：胸部ケロイド．矢印：瘻孔となって感染を繰り返している．
b：全層植皮術＋電子線照射(20 Gy)後 2 年

けても注入できない部分では無理に入れようとすると強い痛みを生じる．また，容易に注入できる場合は皮下注射となっている可能性がある．皮下注射では，治療効果が期待できないばかりか，周囲皮膚脂肪織の萎縮を生じる可能性があるため注意が必要である．

副作用としては，女性で月経周期の乱れがあり，予め説明すべき事項の一つである．発生した場合は中断を考慮する．

3．手術療法

ケロイドは正常皮膚に浸潤する性格から，手術療法後にさらに大きなケロイドとなる可能性を秘めている．したがって，手術の適応は，慎重な判断を要する．慢性の感染を繰り返す症例では，ケロイドそのものによる変形によって脱落上皮が蓄積して不衛生となって感染を生じ，炎症が遷延化することでさらにコラーゲンが形成される，いわばケロイドの「悪化サイクル」に入っている症例もある(図 7)．ケロイド治療の最大の目的はケロイドの鎮静化である．手術単独では再発の可能性が高いため，放射線治療を代表とする術後補助療法を併用する．

一方，肥厚性瘢痕は，いずれ成熟化し扁平化することが多いが，高度の肥厚性瘢痕で成熟化が遷

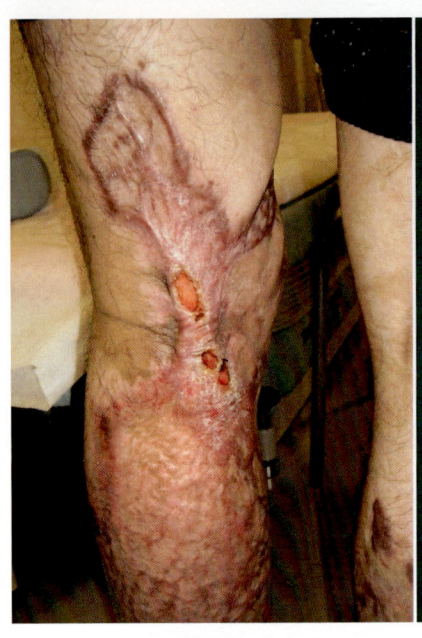
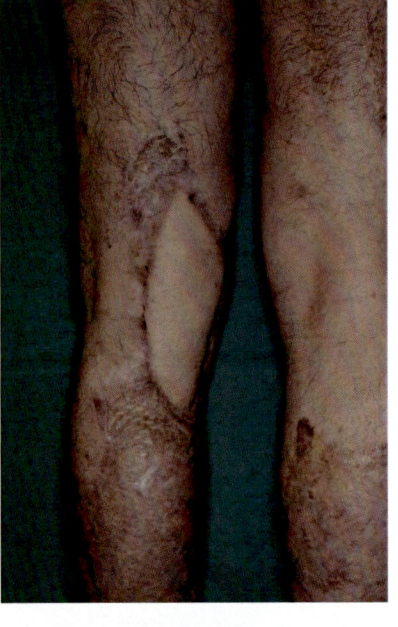

図 8.
a：膝窩熱傷後肥厚性瘢痕．潰瘍化している．
b：瘢痕を切除し，遊離肩甲皮弁移植を行った．

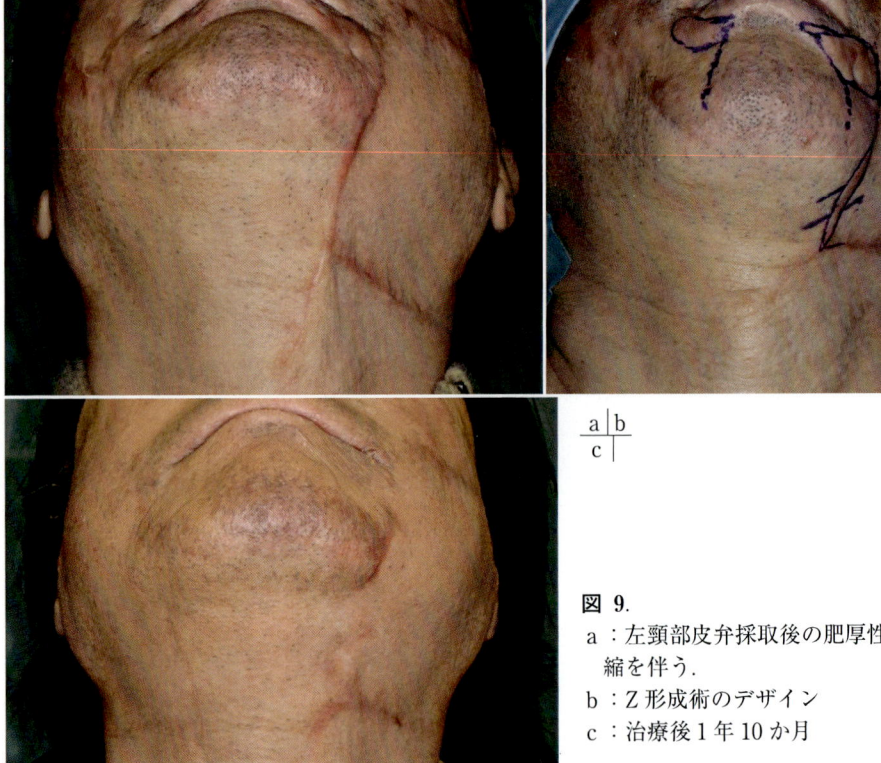

図 9.
a：左頸部皮弁採取後の肥厚性瘢痕．拘縮を伴う．
b：Z 形成術のデザイン
c：治療後 1 年 10 か月

延する場合は，まずは肥厚性瘢痕となった原因を除去することを検討する．原因としては，①皮膚欠損によるもの，②関節部位などで特定の方向に縮みやすいなどが挙げられる．①では不足する皮膚を皮弁移植や植皮術などで補い(図8)，②では Z 形成術などで長軸方向の距離を延長して拘縮の解除を図る(図9)．

4．放射線治療

ケロイドに対して単独で行われることはほとんどなく，手術の後療法として行われることが一般

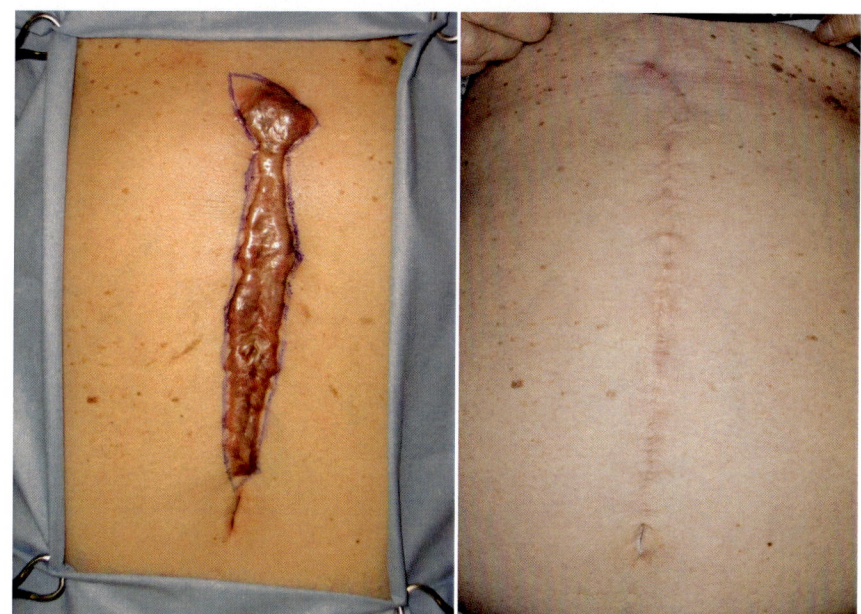

図 10.
a：上腹部術後ケロイド切除のデザイン
b：切除＋電子線照射（20 Gy）後 2 年

的で，ケロイドの再発を抑制する（図 10）．照射線量は，多くの施設で 20 Gy までとされている．照射時期は，手術後早期の照射が推奨される．放射線照射後の悪性腫瘍発生に関しては，過去にケロイド照射後に悪性腫瘍が発生した報告があるが，これらは照射線量や周囲組織の防御に関して不明な点が多いとされており[19]，現在では多くの施設で行われている．手術前に，予め放射線腫瘍医と照射計画を立てる必要がある．

5．レーザー治療

ケロイド・肥厚性瘢痕に対するレーザー治療は，色素レーザー[20]や Nd：YAG レーザーの報告[21)22]がある．レーザー照射により赤みの軽減や病変の高さが改善する．

6．凍結療法

古くから疣贅や脂漏性角化症に対して行われている治療で，ケロイドに対する有効性が報告され[23]，本邦でも治療効果が報告されている[24]．治療は，ケロイドを壊死・潰瘍化させるため強い疼痛を伴う．作用機序は現在でも不明であり，今後の研究が待たれるが，ケロイド・肥厚性瘢痕が熱傷部には発生し，凍傷部には発生しにくいという事実は何らかの示唆を与え，興味深い．

まとめ

ケロイド・肥厚性瘢痕は形成外科のみならず手術に携わる外科系医師にとって常につきまとう問題である．不正確な知識による患者への病状説明は，時に患者の信頼を失うこともある．特にケロイドの治療は，整容面での改善も勿論期待するが，ケロイドの鎮静が主目的である．治療は，一筋縄ではいかないことも多く，治療法を十分に検討し，患者からインフォームドコンセントを得る必要がある．十分な検討や患者説明を行わないまま，安易に手術することは避けるべきである．

文 献

1) 大浦武彦ほか：II 定義，III 分類．ケロイドと肥厚性瘢痕の治療（第 1 版）．大浦武彦編．5-25，克誠堂出版，1994.
   Summary 本邦におけるケロイド・肥厚性瘢痕のバイブル的存在．
2) 小川 令ほか：ケロイド・肥厚性瘢痕の分類・評価表 2011―JSW Scar Scale 2001―．瘢痕・ケロイド．6：19-22，2012.
3) Sabater-Marco, V., et al.：Sclerosing dermatofibrosarcoma protuberans（DFSP）: an unusual variant with focus on the histopathologic differential diagnosis. Int J Dermatol. 45：59-62, 2006.
4) Ehrlich, H. P., et al.：Morphological and immuno-

chemical differences between keloid and hypertrophic scar. Am J Pathol. **145**：105-113, 1994.
Summary　ケロイドと肥厚性瘢痕の組織学的相違が述べられている.

5) Lee, J. Y., et al.：Histopathological differential diagnosis of keloid and hypertrophic scar. Am J Dermatopathol. **26**：379-384, 2004.

6) 寺師浩人：5. 創傷治癒の病態　2) 肥厚性瘢痕とケロイド. 創傷治癒. 塩谷信幸編. 83-98, ブレーン出版, 2005.
Summary　これまで解明されているケロイド・肥厚性瘢痕の基礎的研究がわかりやすく記載されている.

7) Brody, G. S., et al.：The etiology of hypertrophic scar contracture：another view. Plast Reconstr Surg. **67**：673-684, 1981.

8) Kischer, C. W., et al.：The mast cell in hypertrophic scars. Tex Rep Biol Med. **30**：327-338, 1972.

9) Ignotz, R. A., et al.：Transforming growth factor-beta stimulates the expression of fibronectin and collagen and their incorporation into the extracellular matrix. J Biol Chem. **261**：4337-4345, 1986.

10) Peltonen, J., et al.：Activation of collagen gene expression in keloids：co-localization of type I and VI collagen and transforming growth factor-beta 1 mRNA. J Invest Dermatol. **97**：240-248, 1991.

11) Campaner, A. B., et al.：Upregulation of TGF-beta 1 expression may be necessary but is not sufficient for excessive scarring. J Invest Dermatol. **126**：1168-1176, 2006.

12) Louw, L.：Keloids in rural black South Africans. Part 3：a lipid model for the prevention and treatment of keloid formations. Prostaglandins Leukot Essent Fatty Acids. **63**：255-262, 2000.

13) Nomura, T., et al.：Lipid analysis of normal dermis and hypertrophic scars. Wound Repair Regen. **15**：833-837, 2007.

14) 松村　一：ケロイド・肥厚性瘢痕　基礎研究と臨床研究　肥厚性瘢痕動物モデルにおける肥厚性瘢痕キマーゼ活性. 瘢痕・ケロイド. **5**：26-28, 2011.

15) 小川　令：【ケロイド・肥厚性瘢痕の最新治療】ケロイド・肥厚性瘢痕の治療指針. PEPARS. **33**：7-12, 2009.

16) Ogawa, R.：The most current algorithms for the treatment and prevention of hypertrophic scars and keloids. Plast Reconstr Surg. **125**：557-568, 2010.
Summary　ケロイド・肥厚性瘢痕の治療アルゴリズムがわかりやすく解説されている.

17) 冨士森良輔：Ⅳ治療, 2. 物理療法. ケロイドと肥厚性瘢痕の治療(第1版). 大浦武彦編. 118-131, 克誠堂出版, 1994.
Summary　圧迫療法についての詳細が記載されている.

18) 須沢東夫ほか：アレルギー性疾患治療薬 Tranilast のケロイド組織に対する作用. 日薬理誌. **99**：231-239, 1992.

19) Ogawa, R., et al.：Is radiation therapy for keloids acceptable? The risk of radiation-induced carcinogenesis. Plast Reconstr Surg. **124**：1196-1201, 2009.
Summary　ケロイドに対する放射線治療のレビュー.

20) Kono, T., et al.：The flashlamp-pumped pulsed dye laser (585 nm) treatment of hypertrophic scars in Asians. Ann Plast Surg. **51**：366-371, 2003.

21) Abergel, R. P., et al.：Laser treatment of keloids：a clinical trial and an in vitro study with Nd：YAG laser. Lasers Surg Med. **4**：291-295, 1984.

22) 長嶋有紀ほか：Nd：YAG レーザーを用いたケロイド・肥厚性瘢痕の治療. 瘢痕・ケロイド. **7**：21-25, 2013.

23) Ketchum, L. D., et al.：Hypertrophic scars and keloids. A collective review. Plast Reconstr Surg. **53**：140-154, 1974.

24) 伊藤　仁：【ケロイド・肥厚性瘢痕の最新治療】真性ケロイドの凍結液体窒素療法の経験. PEPARS. **33**：27-37, 2009.

◆特集/コツがわかる！形成外科の基本手技―後期臨床研修医・外科系医師のために―

熱傷の局所療法と植皮術

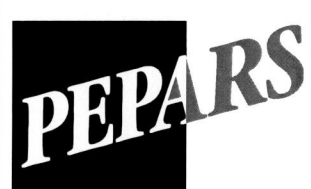

安田　浩*

Key Words：熱傷治療(burn therapy)，外用療法(topical therapy)，創傷被覆材(wound dressing)，植皮術(skin graft)

Abstract　　熱傷の局所治療は外用剤，創傷被覆材を用いる保存的治療法や外科的に創閉鎖を行う場合がある．これらは熱傷創面の局所の状態だけでなく全身状態も含めて選択すべきである．本稿では熱傷初期の管理を重点に述べるが，初期は深度判定が難しく原則として創面の保護を行い残存する皮膚付属器を温存することが重要である．広範囲熱傷で救命目的の場合は早期に創閉鎖を考える．「熱傷ならこの治療で」，「熱傷で言われているこの治療を決してしない」という固定観念を捨て，熱傷の状態や患者の社会的背景を十分考慮した柔軟な治療方針を取捨選択すべきである．

はじめに

熱傷の局所治療はその重症度，局所の深さおよび面積，外来治療か入院治療か，など様々な因子により異なる．治療目的が感染制御なのか壊死除去なのか，創傷治癒促進なのかでもかなり手段が異なる．そのため熱傷＝○○，などという画一的な治療を行うべきではない．また当初選択した治療法を柔軟に変更することも念頭に置きながら，経過をみなくてはならない．さらに軟膏療法なのか，創傷被覆材を用いるのか，早期に外科的治療によって創閉鎖を行うのかも検討する必要がある．先般日本熱傷学会から外用療法および外科的治療に関してはガイドライン[1]が出されており，基本的にはこれらを参考にして治療法を選択すべきである．重要なのは全身状態，局所状態，治療目的，患者の治療希望などを十分考えて適切な治療を選択することである．軟膏療法に関しては創面の状態に応じた選択を述べる．創傷被覆材に関しても湿潤環境を維持するには有用であるが，創面に応じた適切な材料を選択することが重要である．受傷早期の滲出液が多量な時期には十分に滲出液を吸収する材料が少ないことより，受傷早期は軟膏療法で行い滲出液の量が減少したら創傷被覆材を使うのも一法である．また保存的療法では瘢痕拘縮を生じる問題もあり，早期外科的治療の適応なども含め概説する．なお今回の特集の対象が後期研修医，外科系医師であり，生命予後に関わるような熱傷よりは外来レベルの熱傷管理を中心に述べる．生命予後に関わる熱傷の局所管理も多少は述べるが重症度が異なると局所管理目的がかなり異なることを了承されたい．

熱傷創面の基本的な評価と注意点

熱傷創面の評価では深度と面積，部位が重要である．深度は表1に示すように損傷が表皮レベルであるⅠ度熱傷(EB)，真皮浅層までの浅達性Ⅱ度熱傷(SDB)，真皮深層まで達する深達性Ⅱ度熱傷(DDB)，皮膚全層およびさらに深部に及ぶⅢ度熱傷(DB)に大別される．皮膚の治癒機転で重要なのは真皮内にある皮膚付属器(毛，汗腺など)がどれくらい温存されているかで，瘢痕のない治癒機転となるのか，瘢痕を生じるのかが決定される．

---

* Hiroshi YASUDA，〒807-8555　北九州市八幡西区医生ヶ丘1-1　産業医科大学形成外科，准教授

表 1. 熱傷深度の分類と治療方針

熱傷深度	臨床所見	損傷レベル	瘢痕形成	治癒期間
Ⅰ度熱傷(EB) Epidermal burn	発赤	表皮内	(−)	数日以内
浅達性Ⅱ度熱傷(SDB) Superficial Dermal Burn	水疱形成 退色反応(+) 疼痛(+)	真皮浅層	(−)	2週間以内
深達性Ⅱ度熱傷(DDB) Deep Dermal Burn	水疱形成 退色反応(−) 疼痛なし	真皮深層	(±〜+)	2週間以上
Ⅲ度熱傷(DB) Deep Burn	炭化，皮膚硬化 退色反応(−) 針穿刺で出血(−)	皮膚全層 皮下組織	(+)	1か月以上

一般的に皮膚付属器がよく温存されるのは SDB までである．また治療経過では一般的に，受傷後 2 週間以内に上皮化が完了すればほぼ瘢痕を生じることがなく治癒できるが，治癒までに時間を要すれば要するほど瘢痕が生じ，乳幼児は成長に伴い，また関節面では拘縮を生じやすい．

EB や DB は受傷直後でもわかりやすいが，水疱を形成する Ⅱ 度熱傷面は受傷直後では SDB なのか，DDB なのか，判別がつかない場合も少なくない．SDB か DDB かを判別する方法としては表在性の血流や知覚を確認すればよい．熱傷創面を圧迫し解除した時に血流の変化が見られる場合 (退色反応) は SDB と考える．また軽く針などで穿刺して痛みを感じたり出血をみたりする場合も SDB である．DDB ではこれらの所見が得られない．しかしながら熱傷創面は数日をかけて深達化することが知られており (無菌性進行性壊死)，受傷当日に SDB と判定したものが数日後には DDB となることがある．また当初 EB と考えたものが翌日には水疱を形成して Ⅱ 度熱傷になることもしばしば経験する．EB から DDB になることは少ないが，これらの現象を理解しておかないと初診時に「あとも残らず治ります」と説明し，瘢痕を生じてトラブルになることもあるので注意が必要である．

他方乳幼児では当初 DDB と思われた熱傷面が瘢痕を生じず治癒することもしばしば経験する．このようなことを考え，最終的な深度判定は約 1 週間程度要すると考え患者，家族に対応する．

重症度に関しては本稿が局所療法の項であり詳述しないが，一般的に Ⅱ 度以上の受傷面積が成人で 10〜15% 以上，小児では 10% 以上は入院加療の上，全身管理が必要となる．また受傷機転が爆発や火災など気道損傷を考える場合は，受傷後 5〜6 時間以降でないと症状が発現しないので確定症例であれば入院させ呼吸管理を，疑い症例であり受傷面積が少ない場合は症状が発現する可能性がある時間帯を過ぎるまで医療施設内に留めておく．

熱傷初期の治療方針の基本的な考え方

受傷当初の深度判定は難しいことより，EB，SDB の治療目的はできるだけ湿潤環境に保ち温存された皮膚付属器を治療によってさらに障害しないことである．DDB でも多少は皮膚付属器が温存されていること，受傷早期には SDB なのか DDB なのか診断がつかないことも多く，治療初期はまず創面をできるだけ愛護的に扱い，皮膚付属器の温存に努める．明らかな DB の場合は受傷面積の程度や全身管理の有無によって判断する．広範囲で熱傷治療が生命予後を決定する場合は，早期壊死切除→外科的創閉鎖が原則であるが，外来レベルの小範囲の DB の場合はしばらく保存的に扱い，壊死が自然脱落するまで経過をみることもある．一方で患者が早期に治癒を望む場合は小範囲でも外科的治療が優先される．前述のように瘢痕を生じずに治癒するのが 2 週間以内での上皮化であると考えると，保存的治療で 2 週間以上治癒しない場合は外科的治療も検討すべきである．

瘢痕を生じる熱傷面において保存的治療を選択する場合の利点としては，1)熱傷面以外に採皮痕などの瘢痕を生じない，2)外科的治療に伴う入院が必要ない，ことである．欠点は，1)治癒までに時間がかかる，2)治療期間が長くなると二次的な感染を生じる可能性がある，3)壊死が融解してくると処置時の疼痛を生じやすい，4)深い熱傷では瘢痕が肥厚性となるため拘縮の原因となり，他方早期に植皮をすると瘢痕拘縮が少ないのに比べて，拘縮の程度が強くなり二次的な拘縮解除を行っても十分に改善されない場合がある，5)瘢痕を生じると痛みやかゆみが強く生じる可能性がある，などである．一方外科的治療の利点は，1)早期に熱傷面の創閉鎖ができ，治療期間が短縮できる，2)特に頸部や手背では早期に植皮を行った方が拘縮を生じにくい，などである．欠点は，1)小範囲熱傷で壊死切除縫合を行う以外では一般的には入院加療を要する，2)採皮部など熱傷面と違う部位に瘢痕をつくる可能性がある，などである．

熱傷の部位による考え方は，顔面は血流がよく，創傷治癒も良好でありDDBと考えても保存的な治療により少ない瘢痕で治癒することが多い．他方頸部，手背や関節部位のDDB，DBでは保存的に治療すると瘢痕拘縮を生じやすく，特に頸部や手背では二次的な拘縮解除が十分できないこともあり，早期に外科的治療を検討すべきである．一般的に分層植皮による再建では植皮の収縮による拘縮の可能性もあるが，手背に早期分層植皮を行うと比較的拘縮が少なくなることもあり，漫然と保存的治療を行うべきではない．また採皮部の瘢痕が問題視される場合は被髪部より採皮すると瘢痕を生じにくいが採皮時に出血する問題もある．低温熱傷などで小範囲のDBなどでは縫合できる範囲であれば早期の縫合で線状瘢痕となるが，一旦瘢痕をつくるまで保存的治療を行い，生じた瘢痕の程度により形成術を行ってもよい．これらの利点，欠点を十分に説明し患者，家族の社会的背景も考えて，保存的治療，外科的治療を選択すべきである．

次項ではこのような考え方に基づいた保存的治療法の選択を述べる．

熱傷治療の保存的治療—外用剤と創傷被覆材—

熱傷治療で用いる外用剤は治療目的を主にする主剤と，外用剤の外観を決定する基剤に分類される．主剤には抗炎症，抗菌，肉芽形成促進，組織保護，血流促進などがあり，その選択はあまり迷わない．基剤は油脂性基剤(狭義軟膏)，クリーム基剤，粉末，スプレー(水溶液)などに分類される．油脂性基剤は皮膚面の保護，保湿に優れるが除去しにくい．クリーム基剤は主剤の浸透性に優れ，正常皮膚では使用感に優れるが，びらん面に用いると刺激性が強く，創傷面を損傷しやすく疼痛の原因となる．一般的に熱傷面は潰瘍やびらんを形成しており，クリーム基剤は禁忌とされる．しかしながらスルファジアジン銀のようにクリーム基剤しか市販されていないものもあり，このような薬剤を用いる場合はその目的の有用性が欠点をはるかに上回る場合にのみ用いるべきである．

創傷被覆材は多くの種類が市販されているが，大別すると，アルギン酸・ハイドロファイバーなどのファイバー材，ポリウレタンフォームに代表されるフォーム材，ハイドロコロイド材に分類される[2]．ファイバー材は創面に接触すると滲出液でゲル化して創傷を湿潤環境に保つ．自重の20倍程度の吸水力を有する．また一部の製品では銀を加えることで抗菌力を高めているものもある．滲出液が多い創面に適応があるが，ファイバー材がゲル化するので表面を何らかの方法で被覆する必要がある．フォーム材は自重の10〜20倍の吸水力を有し，またテープ付きのものもあり固定性もよい．しかし，フォームに滲出液が吸収される程度や滲出液の性状がわかりにくく，感染を生じてもわかりにくいことが欠点である．ハイドロコロイド材はその厚みによって吸水力が異なるが，一般的には自重の2倍程度である．ハイドロコロイド自体が粘着力を有しており皮膚への固定性がよく，半透明であることから滲出液の観察も容易

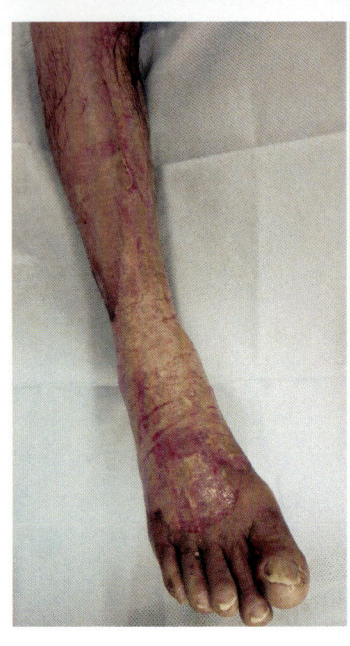 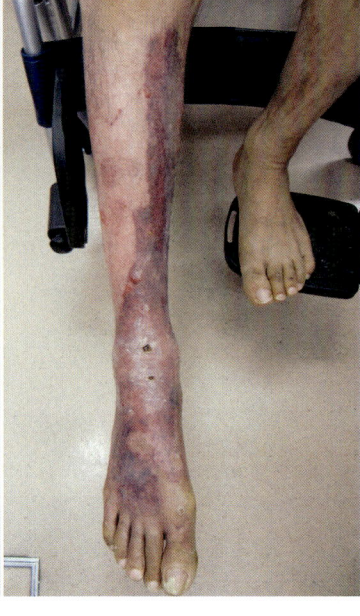

図 1.
下腿熱傷症例
　a：精神疾患があり他院より紹介
　　足背中央を中心に皮膚のびらんが認められる.
　b：b-FGF とブクラデシンナトリウム,非固着性ガーゼで治療を行った. 転院後約 20 日で上皮化したが瘢痕形成を認める.

である．一方滲出液が被覆材の吸収量を超えると周囲へ浸み出し，頻回の交換が必要になる．滲出液が比較的少ない創面に適応がある．創傷被覆材の問題点として吸収力の高い製剤は保険償還が真皮を超える創面であることが多く，滲出液の多いSDB，DDB には厳密には適応がないことが挙げられる．熱傷に対する創傷被覆材を用いた治療に関して本邦では総論[3)4)]はみられるが，海外で油脂性基剤軟膏との治療期間の検討では有意差がなかったとされる報告[5)]がある．当院で保存的治療を行った下腿熱傷症例を示す(図 1).

熱傷の外科的治療

熱傷に対する外科的治療は，1)救命目的，2)治療期間の短縮，3)瘢痕拘縮に対する治療，に大別される．広範囲熱傷では早期に熱傷性敗血症を生じ救命目的で熱傷面，特にⅢ度における早期壊死切除を行う．熱傷診療ガイドライン[1)]では広範囲熱傷(30% TBSA 以上)では 2 週間以内にすべて，もしくは 90%以上の焼痂組織を切除し，創閉鎖すること，としている．生命予後に関わらない範囲のDDB，DB では特に外来レベルの範囲では保存的治療を選択することも少なくない．しかし，治癒までに時間を要し経過中に感染を併発することもあるために治療期間を短縮する目的で外科的治療を選択することも適応である．深い熱傷面を保存的に治療すると瘢痕を生じ関節拘縮を生じることもある．前述のように拘縮を二次的に解除することが困難な症例もあり，経過が長くなる熱傷深度では絶えず外科的治療を視野に入れて患者，家族と十分相談しながら治療を進める．患者本人の希望もあり当初は保存的治療を行ったものの，関節面の拘縮を生じ，植皮による拘縮解除を行った症例を示す(図 2).

熱傷面からみた局所療法の選択

1．Ⅰ度熱傷創の管理

受傷直後に創面が発赤しているだけの熱傷面を指す．この時期はひりひりする疼痛を生じ，炎症期が強いので炎症を早期に改善することと創面の保護を目指す．ステロイド軟膏は熱傷面に用いることにいまだ定説はないが炎症を改善するので筆者はよく用いている．この場合，Ⅰ度熱傷面でも翌日には水疱を生じる可能性があるのでびらん面に刺激の強いクリーム基剤ではなく油脂性基剤の軟膏を選択し，さらに水疱が生じてもいいように非固着性ガーゼを貼付後ガーゼをあてる．最近非固着性部分とガーゼ部分が一体になった製品も多く市販され有用である(図 3)．赤みが少ない場合は単にワセリン基剤の外用だけで保護してもよ

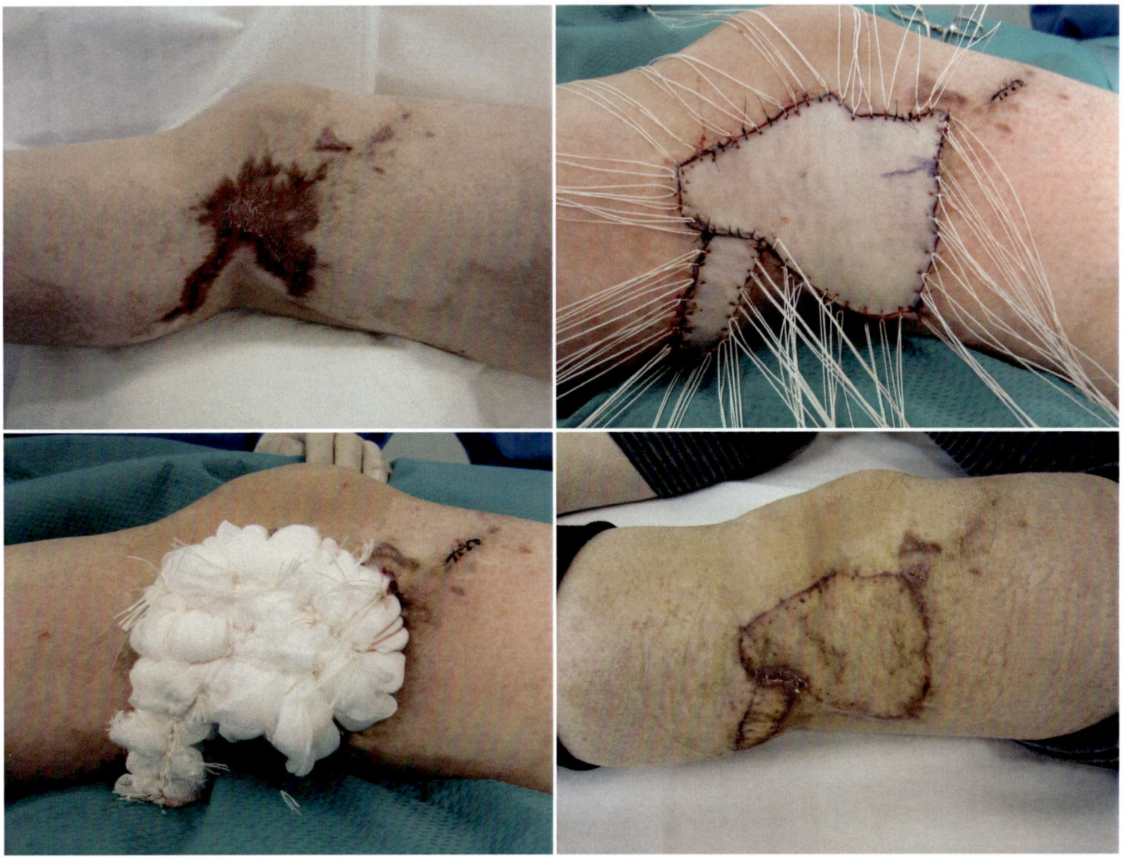

図 2. 膝関節部の熱傷瘢痕症例(文献 10 と同一症例)
a：熱湯で受傷した下肢熱傷．保存的治療を希望したが膝関節に瘢痕拘縮を生じた．
b：瘢痕を解除し，鼠径部からの全層植皮を行った．
c：タイオーバー固定後，副子固定を行った．
d：瘢痕は解除され，本人は早期に治療を行えばよかったと発言した．

い．創傷被覆材も有用であるが，前述のように水疱形成を生じる可能性があり，貼付しても翌日には必ずチェックする姿勢が重要である．

2．II度熱傷創の管理

水疱を生じた熱傷面を指す．前述のように受傷早期に SDB, DDB を判定することは難しく，初期は創面に残存した皮膚付属器を障害しないよう保護に努める．日本熱傷学会が作成したガイドライン[1]でも熱傷面の保護を重視し，ワセリン基剤を選択し，場合によってステロイドや抗生物質などの主剤を選択する，としている．

この時期の外用剤としては狭義軟膏であるステロイド軟膏，ワセリン，プロスタグランディン軟膏や吸水性のあるブクラデシンナトリウム軟膏がよい．熱傷でよく用いられるスルファジアジン銀はII度熱傷においては創傷治癒を阻害する[1]ので

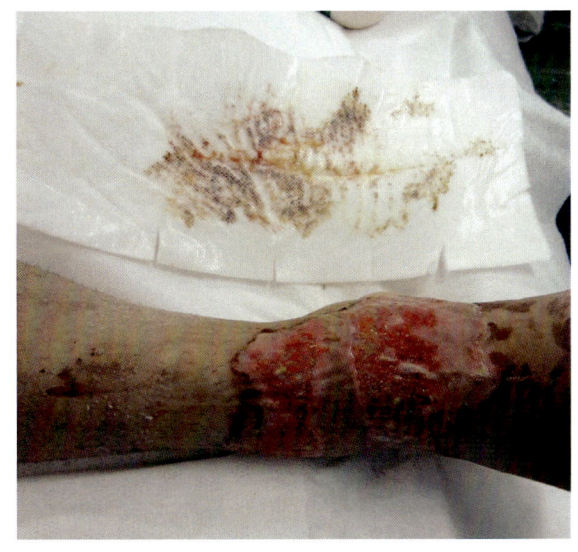

図 3．非固着性ガーゼの使用例
足背熱傷に対して油脂性基剤軟膏とエスアイエイドガーゼを貼付した．再生上皮を損傷せず，滲出液もガーゼ側に十分吸収され湿潤環境が適切に維持されている．

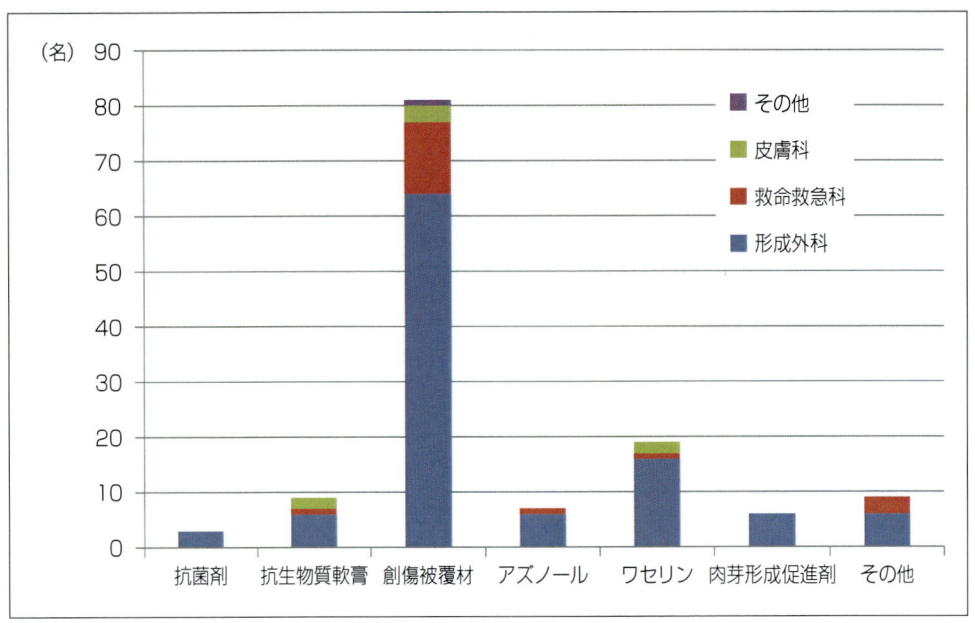

図 4. b-FGF 使用時の top dressing の選択（文献 6 より抜粋）

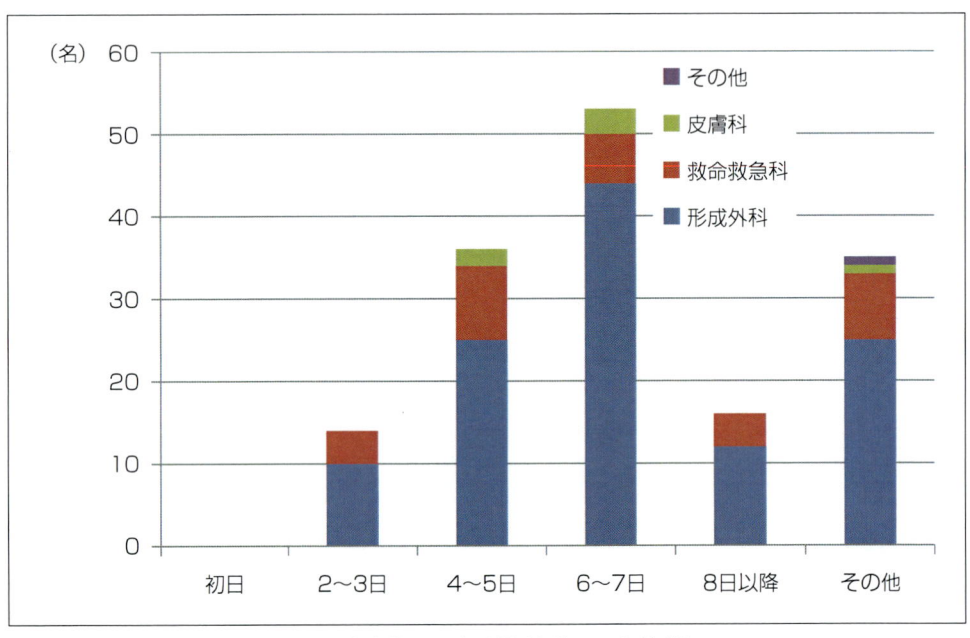

図 5. 水疱蓋の除去時期（文献 6 より抜粋）

明らかな感染を生じている場合を除き用いるべきではない．外用剤を用いる場合の熱傷面の保護には前述の非固着性ガーゼを併用することで湿潤環境が保ちやすい．創傷被覆材との併用は油脂性基剤によって被覆材の吸収力を阻害する可能性があるので選択には注意が必要である．ガイドライン[1]でも推奨している b-FGF はびらん面には肉芽形成促進効果が高く有用であるが湿潤環境維持はできないので，創傷被覆材や前述の外用剤，非固着性ガーゼを併用する．日本熱傷学会専門医に対するアンケート結果[6]でも b-FGF の併用としては創傷被覆材を選択する回答を得ている（図 4）．

受傷早期の水疱膜を温存するか除去するかに関しては賛否があるが，前述のアンケート調査[6]では受傷 1 週間程度は温存する意見が多い（図 5）．これは滲出液内に創傷治癒を促進するサイトカイ

ンが多いこと，前述の皮膚付属器の保護目的で水疱膜を biological dressing として活用する目的が理由であると思われる．水疱膜が破れ，汚染され感染源となる可能性がある場合は積極的に除去する．このような場合に熱傷面が raw surface となった場合は創傷被覆材がよい適応であるが，Ⅱ度熱傷早期では多量の滲出液が出ることが多く，それを十分に吸収できる被覆材を選択すべきである．受傷早期の多量の滲出液を吸収できる素材は少なく，毎日交換することもあり，交換頻度に関しては留意すべきという意見[3)4)]が多い．創傷被覆材を用いる場合は必ず翌日診察し，被覆材が十分滲出液を吸収できているか判断すべきである．時に創傷被覆材を貼付して1週間後に他院で診てもらうよう指示されて受診することを経験するが，多くの場合翌日には創傷被覆材のまわりに滲出液が漏れ出て，また1週間後に他院で被覆材をはがすと感染を生じてかえって熱傷潰瘍が深くなっていることがある．創傷被覆材は「1週間までは貼付してよい」とされる説明を受けるが，決して「1週間はみなくてよい」ということではなく，貼付期間中も観察が必須であることを理解すべきである．この時期の創傷被覆材では比較的吸収がよく，数日は交換が不要な材料として，ファイバー材がよい適応であると考える．また抗菌性を高めるために銀を添加した製剤も有用[7)]である．臨床でよく用いられるハイドロコロイド材は滲出液の多い時期には毎日の交換を余儀なくされることが多く，使用にあたっては必ず翌日のチェックをすることを心掛ける．

受傷から数日が経過するとSDB，DDBが明確になってくる．SDBであれば上皮化を進めるよう肉芽形成促進剤を中心に局所の湿潤環境を維持し，滲出液が少なくなれば創傷被覆材で保護を行う．DDBの場合は治癒までに時間がかかる場合は感染を合併しやすいので局所の洗浄など，感染対策を行いつつできるだけ創面の保護を継続する．DDBでも1か月前後で治癒する場合とそれ以上時間を要する場合があり，比較的短期で治癒しそうであれば肉芽形成促進剤を用いる．特にb-FGF製剤はやや深いⅡ度熱傷創に用いると瘢痕形成が従来より少なくなるという報告[8)]もあり有用である．DBに近い熱傷面では受傷面積を考慮し，植皮術などの外科的治療を常に検討する．

3．Ⅲ度熱傷創の管理

瘢痕を確実に生じる深さの熱傷面の管理は受傷面積と併せて検討すべきである．DDB，DBが広範囲で熱傷性敗血症を生じる可能性が高い場合は積極的に外科的治療を考え，熱傷によって生じた壊死や潰瘍の面積を早期に縮小させる．熱傷治療の管理体制によって目標は若干異なるが，ガイドラインでも示すように熱傷性敗血症が1~2週間で生じやすいことを考えるとその期間までに受傷面積を10％以下まで減らすように創部を閉鎖することを計画する．外来管理レベルの小範囲のDBでは壊死融解→肉芽形成→瘢痕形成の段階を保存的に行うのか，外科的治療で早期に創閉鎖を行うかを検討する．この場合は患者の社会的背景を考え，通院可能な期間や就業就学などを考慮し，それぞれの利点欠点を十分説明し治療方針を立てる．

保存的治療を選択する場合は当初は壊死組織を融解させる．油脂性基剤で創部を保護したり，化学的壊死融解剤を用いたり，創傷被覆材で閉鎖して壊死を浸軟させたりする．融解した壊死は外科的に切除を行う．特に壊死組織が付着した局面を創傷被覆材で密閉すると感染を生じやすく，創部観察を十分に行う．非医療材料である食品用ラップを用いた熱傷患者では多くの場合密閉期間が長く感染を生じている[9)]．創傷被覆材においても観察をせずに漫然と密閉を続けることは禁忌と考えるべきである．壊死が除去されたら，肉芽形成促進剤を用いたり創傷被覆材を用いたりして湿潤環境を維持させ上皮化へ向かわせる．Ⅲ度熱傷では手術までの感染予防や固着した壊死を融解する目的でスルファジアジン銀を用いることが多いが，壊死が融解してraw surfaceになるとクリーム基剤の刺激で疼痛を生じることがあるので，その場合は油脂性基剤の外用剤に変更する．

表 2. 受傷後 1 週間以内の熱傷深度別治療法(私案)

熱傷深度	初期の対応
Ⅰ度熱傷	ステロイド軟膏 ワセリン 創傷被覆材
Ⅱ度熱傷	水疱内容穿刺・水疱膜保護(非固着性ガーゼ併用) 明らかに浅い場合:Ⅰ度に準ずる 滲出液が多い場合:油脂性軟膏＋非固着性ガーゼ 滲出液が少ない場合:創傷被覆材 b-FGF(創傷被覆材 or 非固着性ガーゼ併用) 明らかに深い場合:Ⅲ度に準ずる
Ⅲ度熱傷	保護目的:油脂性軟膏(ワセリン) 感染予防目的:スルファジアジン銀 壊死融解目的:化学的壊死融解剤・創傷被覆材(慎重使用)

4.局所療法の重要なポイント

熱傷創は経過とともに創面の状態が変化する.そのため最初に選択した局所療法を創部の変化に伴い柔軟に変更する姿勢が重要である.特に深い熱傷でスルファジアジン銀を用いても肉芽形成期になるとむしろ抑制的に働くので治療法を変更すべきである.創傷被覆材も熱傷の経過で滲出液の量が変化するので材料や交換時期間隔を変えるべきである.また保存的治療を深い熱傷面で選択する場合は絶えず感染の併発に注意して管理を行うべきである.熱傷の局所療法は創傷治癒の基本的な知識に加え,適切な全身状態の把握の下に行うべきである.

まとめ:具体的な選択の私案

以上熱傷の局所療法の選択を概説したが,まとめとして各深度別の初期の治療選択法を表 2 に示す.熱傷治療に関して百花繚乱の内容となったが,その治療法選択は熱傷患者の状態に応じてされるべきであり,熱傷＝○○の治療という固定概念,つまり必ず保存的治療でなければならないとか,外科的治療がすべてに優先されるというようなことでなく柔軟に対応選択されるべきである.表もあくまで私案として提示する.

重要な原則としては前述のように受傷早期は熱傷面の保護に重点をおいて外用療法なのか,創傷被覆材なのかを適切に選択すること,瘢痕を生じる深さの熱傷では常に外科的創閉鎖の適応も検討すべきことを再度強調する.

文 献

1) 日本熱傷学会学術委員会編:熱傷診療ガイドライン.日本熱傷学会,2009.
2) 大浦紀彦,安田 浩:かんたん理解!ドレッシング材＆外用剤.エキスパートナース.29:82-107,2013.
3) 菅谷文人,熊谷憲夫:熱傷処置の達人になる.小児外科.43:150-153,2011.
4) 楠本健司,日原正勝:熱傷治療ガイド 2010 創傷被覆材.救急医学.34:442-446,2010.
5) Wasiak, J., Cleland, H., Campbell, F.: Dressings for superficial and partial thickness burns. Cochrane Database Syst Rev. 8: CD002106, 2008.
6) 安田 浩,安田順子,三宅伸完,木村勇亮:熱傷初期の局所療法の現状—日本熱傷学会専門医に対するアンケート結果より—.熱傷.37:1-8,2011.
7) 黒川正人,佐藤 誠,柳沢 曜ほか:熱傷に対する銀イオンハイドロファイバー・ドレッシング材(アクアセル®Ag)の使用経験.熱傷.37:19-25,2011.
8) Akita, S., Akino, K., Imaizumi, T., et al.: The quality of pediatric burn scars is improved by early administration of basic fibroblast growth factor. J Burn Care Res. 27: 333-338, 2006.
9) 安田 浩,迎 伸彦,仲沢弘明,館 正弘,原田輝一,小川 令:熱傷局所治療に非医療材料を用いるいわゆる「ラップ療法」の実態調査.熱傷.38:285-292,2012.
10) 安田 浩:初期局所療法.レジデント.6:48-54,2013.

図説 実践 手の外科治療

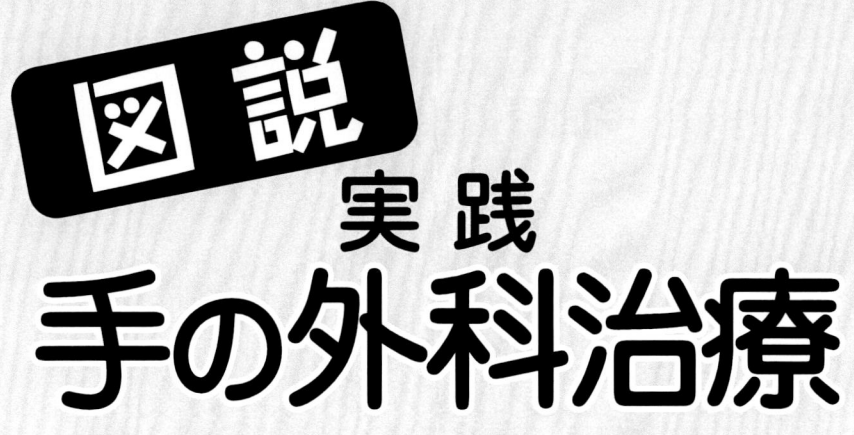

東京慈恵会医科大学前教授　栗原邦弘／著

2012年5月発行　オールカラー　B5判　262頁　定価8,640円(税込)

日常手の外科治療に必要な知識を詳細に解説！
手外科専門以外の先生方にもお読みいただきたい網羅的書籍！

<総論>
I　手の外科診療の基本姿勢
II　手の基本解剖・機能(手掌部・手背部の皮膚／手・指掌側皮線／手掌部 land mark と深部組織／感覚機能／破格筋／種子骨／副手根骨／基本肢位と運動)
III　手の外科治療における補助診断(画像検査／その他の検査)
IV　救急処置を必要とする手部損傷(全身管理を必要とする外傷／局所管理を必要とする外傷)
V　手部損傷の治療原則(手部損傷の初期の対応／手部損傷の初期治療)

<実践編>
I　皮膚軟部組織損傷(手指高度損傷／手袋状皮膚剥脱創(手袋状剥皮損傷)：degloving injury／指(手袋状)皮膚剥脱創：ring avulsion injury／指先部組織欠損)
II　末節骨再建を必要とする手指部損傷(人工骨を用いた指先部再建／趾遊離複合組織移植による再建)
III　手指部屈筋腱損傷(基礎的解剖と機能／手部屈筋腱損傷の診断／指屈筋腱断裂の治療／術後早期運動療法)
IV　手指部伸筋腱損傷(指伸筋腱の解剖／保存療法／観血的療法／術後療法／手指伸筋腱の皮下断裂)
V　末梢神経障害(診断／治療／橈骨神経損傷／正中神経損傷／尺骨神経損傷)
VI　骨・関節の損傷(関節脱臼／骨折)
VII　炎症性疾患(非感染性疾患／感染性疾患)
VIII　手指の拘縮(皮膚性拘縮／阻血性拘縮，区画症候群／Dupuytren 拘縮)
IX　手指部腫瘍(軟部腫瘍／骨腫瘍)
X　特異疾患(爪甲の異常／特異な手・指損傷)

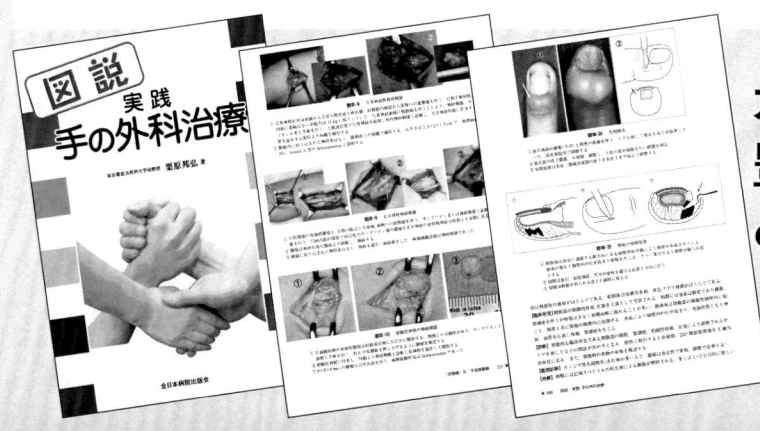

オールカラーの豊富なシェーマと症例写真！！

㈱全日本病院出版会
〒113-0033　東京都文京区本郷3-16-4
TEL：03-5689-5989　FAX：03-5689-8030
お求めはお近くの書店または弊社ホームページ(http://www.zenniti.com)まで！

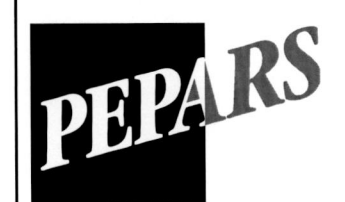

◆特集／コツがわかる！形成外科の基本手技—後期臨床研修医・外科系医師のために—

顔面骨骨折の骨固定

矢野浩規[*1]　平野明喜[*2]

Key Words：顔面骨骨折(facial fracture)，観血的骨整復固定術(open reduction and internal fixation；ORIF)，ミニプレート(mini-plate)，ラグスクリュー(lag-screw)，頬骨骨折(zygomatic fracture)，下顎骨骨折(mandibular fracture)，鼻骨骨折(nasal bone fracture)

Abstract　満足いく顔面骨骨折の治療のためには一連の診断・手術適応・手術法・術後管理のどれも欠かすことができないが，こと手術法においては正確な整復，固定部位や目的にあったプレート選択，骨面にあった丁寧なプレートベンディング，適切なスクリュー固定が重要である．種々の症例における骨折形態は千差万別ではあるが，受傷前の形態と機能を取り戻すというのが顔面骨骨折治療のゴールであり，正確な診断のもと適正な手術適応で適切なアプローチと整復固定が要求される．本稿では特に骨固定法を中心に固定法や固定材料についての基本的な理論を解説して，手術法の実際として顔面骨骨折の中でも頻度の高い頬骨骨折，下顎骨骨折，鼻骨骨折の具体例について示す．

はじめに

　顔面骨骨折の場合，整形領域の骨折と異なり荷重負荷や運動機能を重視した骨折治療ばかりでなく，いわゆる"見た目（外観）"も重視した治療を行うこと（下顎ではさらに両者の考慮も必要）が要求される．たとえば頬骨骨折においては，複視や開口制限の治療を主目的として手術を行うよりも頬部の扁平化や眼球陥凹に対する治療として手術適応となることの方が多い．種々の症例における骨折は様々な様式を示すが，受傷前の形態と機能を取り戻すというのが顔面骨骨折治療のゴールであり，正確な診断のもと適正な手術適応で適切なアプローチと整復固定が要求される．よって満足いく顔面骨骨折の治療のためには診断・手術適応・手術法・固定材料どれをとっても重要ではあるが，本稿では特に骨固定の原理を中心に解説していく．

固定法の選択

　顔面骨は主に膜性骨であり扁平な薄い皮質で構成されており，咀嚼荷重に耐え得るための特徴的な梁構造（図1）を持ち，眼窩・鼻腔・口腔を形成して顎顔面の生理的機能をサポートする．したがって必要最小限での固定を行う場合，この梁構造に沿って固定することが推奨されている[1]．

　顔面骨の骨接合材料も，ひとむかし前まではワイヤーやキルシュナーが用いられてきていたが，皮質の薄い顔面骨骨折では骨接触断面自体も小さいため，それらでは固定保持力が不十分で整復固定が困難であったり後戻りをきたすものも多かった[2]．金属（チタン）プレートが開発され，面として骨片を支え得ることが可能となり現在の顔面骨骨折治療には欠かせないものになっており，様々な形状のミニプレートやマイクロプレートをベンディングして用いることが現在の主流になっている（図2）．さほど固定力の必要のない鼻骨，鼻篩骨，前頭骨，頬骨弓などでは，表面の軟部組織も表情筋，皮下組織，皮膚のみであり，鼻骨骨折のように外固定もしくは術後表面から触れにくい薄

[*1] Hiroki YANO, 〒852-8501　長崎市坂本1-7-1　長崎大学形成外科，講師
[*2] Akiyoshi HIRANO, 同，教授

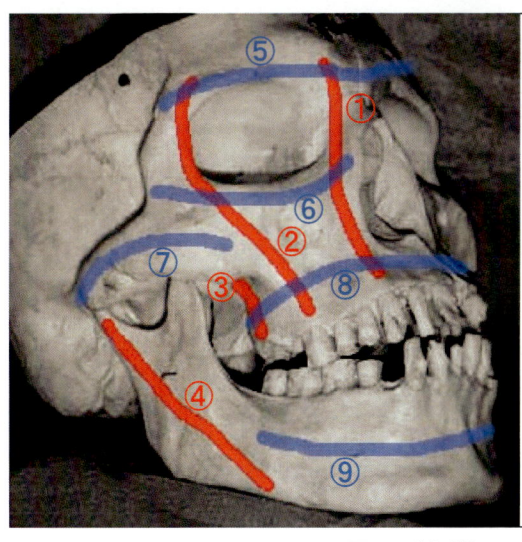

① **nasofrontal buttress**
② **zygomatic buttress**
③ **pterygomaxillary buttress**
④ **mandibular buttress**
⑤ **frontal bar**
⑥ **orbital bar**
⑦ **zygomatic arch**
⑧ **maxillary arch**
⑨ **mandibular arch**

図 1. 顔面骨の buttress 構造

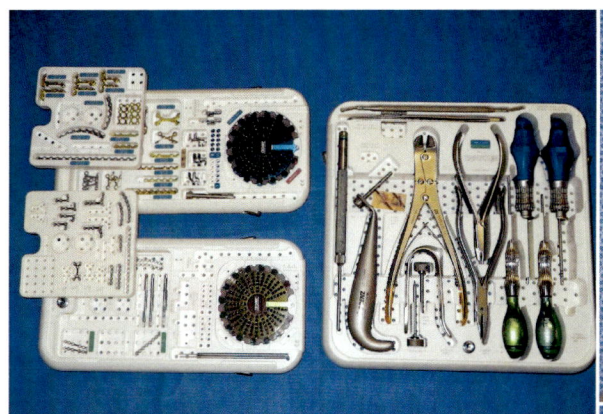

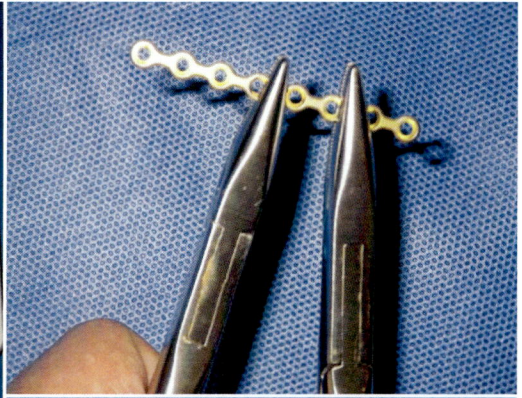

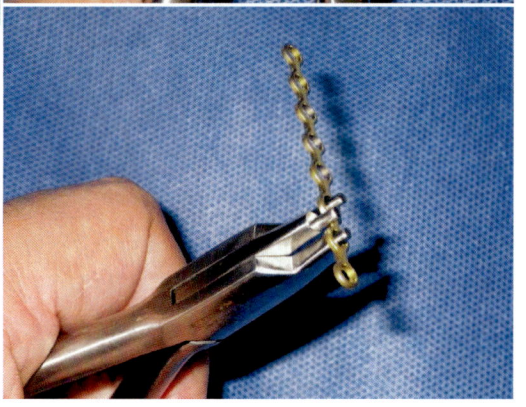

図 2.
顔面骨骨折に用いられるプレートシステム
a：某社の顔面用プレートシステム一式．様々な長さや形状のミニプレート(左上)とマイクロプレート(左下)が多数あり，スクリュー長の選択肢も多い．手術時に必要な専用の機械もシステムトレイに同梱(右)され滅菌される．
b：プレート平面に対するベンディング
c：専用のプライヤーを用いればプレート平面内でも固定部位の形状に合うようにプレートを細工することもできる．

めのマイクロプレートを選択する．頬骨骨折や上顎骨骨折の梨状孔縁や頬骨下稜(図1-①②)の固定には，より固定力の強いミニプレートを形状に合わせて用いる[3]．また，下顎では咬合荷重による剪力も問題となり一般のミニプレートでは術後顎間固定の併用も必要となるが，さらに強靱な厚目のプレートで固定力の強力なロッキングプレートを用い，早期の顎間固定解除が可能となった．

最近では骨癒合後には加水分解され生体に吸収されるいわゆる吸収プレートも利用可能になっている．一般の金属プレートに比べ強度が弱くドリリング後のタップ切りなど手技的な煩雑さはあるが，金属プレートは生体親和性の高いチタンが主に用いられていても小児での成長に伴う骨内への

ロッキングプレート
スクリューヘッドもねじ切りされプレートと強固に固定される。

一般(ノンロッキング)プレート

締め込む

プレートにロックされ骨片は<u>そのままの位置で固定される。</u>

プレートは骨片に押さえつけられプレートに沿って骨片は<u>移動して固定される。</u>

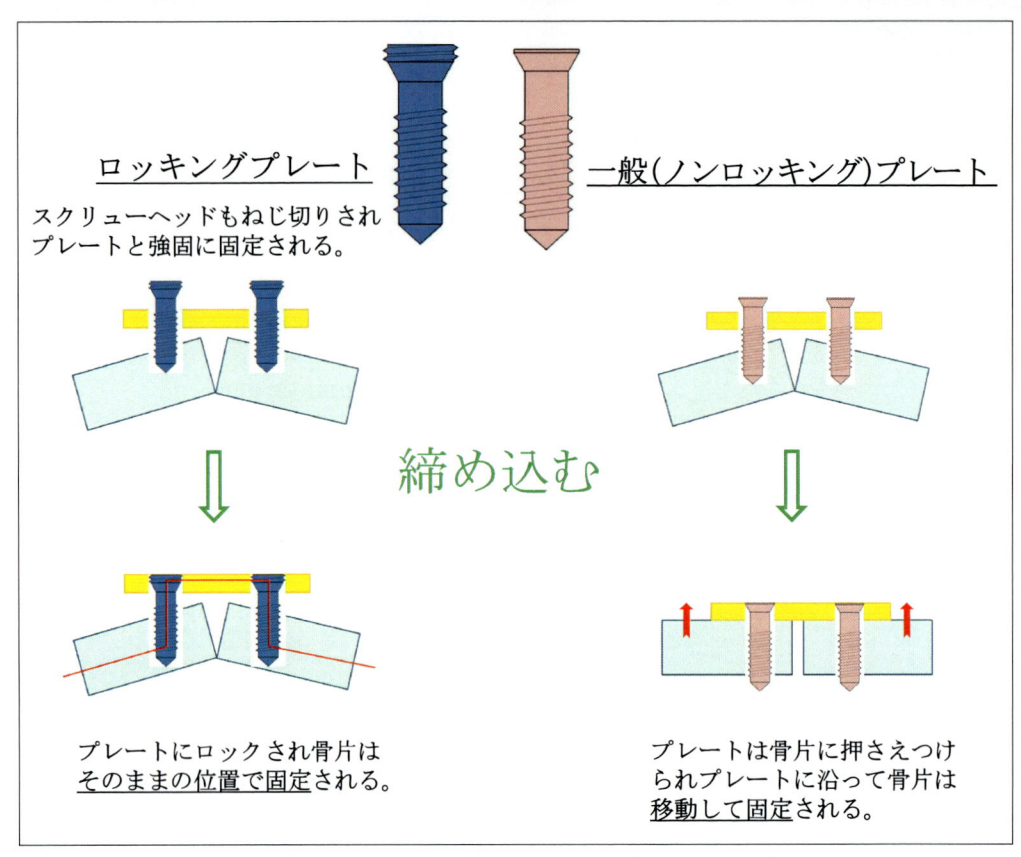

図 3. ロッキングと一般(ノンロッキング)プレートの違い

迷入やプレート周囲の骨の脆弱化，異物反応や金属アレルギーの問題もあり，加重付加の少ない部位での吸収プレートの利用は一考に値する．

各種骨固定法(骨接合)のポイント

1．ワイヤー固定

現在はプレート固定が主流であるが，負荷荷重のほとんどかからない部位や内眥靱帯の骨への固定には手技が簡便であり現在も利用価値が高い．また，プレート固定時の一時的な固定保持として用いることもでき，プレート固定完了後にワイヤーは抜線されるが，締め込むことによる骨接合力を利用することにより理想的な整復を補助(把持)でき，限られた術野からの正確な整復を可能にしてくれる．特に眼窩周囲(上眼瞼切開野と睫毛下切開野，口腔前庭切開)や第 3 骨片がある下顎骨骨折(咬合状態と骨折線)では，ワイヤーを少しずつ締め込むことで各術野からの骨片の微調整を行いやすい．ただし，ワイヤー孔周囲に極端な力が加わることで新たな骨折を生じることもあり，ワイヤー孔の位置や締め込み具合には十分な注意が必要となる．

2．プレート固定

現在の顎顔面領域では欠かせない硬組織固定法であり，固定部位や形状，負荷様式に応じてプレートやスクリューが選択できるように様々な形状のものが利用できるようになっている(図 2)．このプレートシステムも大まかに一般のプレート(ノンロッキング)とロッキングプレートがあり(図 3)，下顎以外のものはノンロッキングとなっていることが多い[4]．

一般プレートの原理はプレートとスクリューを用い骨折骨片を添え木のように押さえつけて固定するものであって，骨片の回転を防ぐため骨折線をはさんだ両骨片は各々 2 本以上のスクリュー固定が理想である．スクリューの締め込みで固定骨片はプレート側に引き上げられる(図 3 右)ため，整復後の骨面形状に合うよう正確にプレートをベンディングしておかないと，締め込みにより骨片が浮き上がり，折角の整復が微妙にずれてしまう．

全ねじスクリュー

近位と遠位の骨片は直接スクリューに固定され、ねじ込んでも両者の間隙は埋まらない。

シャフトスクリュー

近位骨片はスクリューヘッドに押さえ込まれ、遠位骨片はねじ山で引き寄せられ接合面に**compression**が掛かる。
（近位骨片とスクリューは"ばかネジ"）

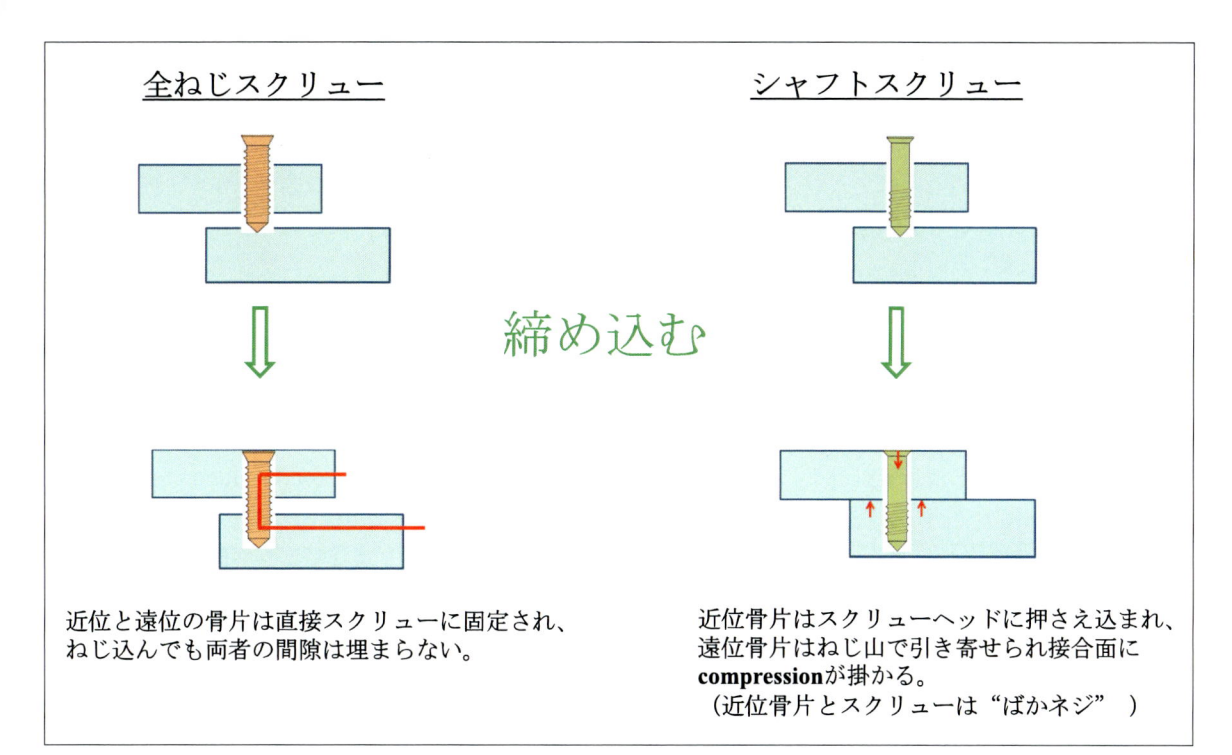

図 4. ラグスクリューの原理

プレート周囲での偏位は微々たるものでも繊細な整復が必要な咬合の崩壊をきたしたり変形の原因となるので，プレートはできる限り丁寧に装着部位にあった形状にベンディングする．ただ，ノンロッキングのこの特性を生かしてプレートをオーバーベンディングさせ骨接合面に compression をかけたり[4]，スクリューの締め込みを骨片整復に利用することも可能ではあるが，やはり基本は正確なプレートベンディングであり，プレートベンディングは硬組織を扱う者には必要な習得すべき基本的技能である．一方，ロッキングプレートはスクリューヘッドにもねじ切りがなされており，スクリュー自身もねじ切りされたスクリューヘッドを介してプレートに強固に結合されるようになっている．よってプレートで固定された各骨片はスクリューがプレートにロックされた時点でそのまま固定されることとなる（図3左）．ベンディングについては一般プレートより曖昧でよいのかもしれないが，逆に固定前の完全な骨片の整復が要求されることとなる．また，ロッキングプレートは一般プレートより固定力も強固であり咬合荷重のかかる下顎体や癒合部の骨折に有用である．

その他，スクリューを締め込むと骨接合面に圧迫が掛かるようにプレートのスクリュー孔を工夫した dynamic compression plate やプレートの圧迫で直下の血流を阻害しないように接触面を工夫したプレートなど様々なプレートが利用可能であり，使用部位や目的にあったプレートを適切に選択する[4]．

3．ラグスクリュー固定

接合面をはさんだ上下（左右もしくは近位遠位）の骨片に長いスクリューを用いて直接両骨片を固定する骨接合方法で，スクリュー全長にねじ切りされている全ねじスクリューと先端部分のみねじ切りされたシャフトスクリューの2種類がある[4]（図4）．丁度，一般プレートとロッキングプレートの違いのように，全ねじスクリューでは近位骨片と遠位骨片はスクリューを介して強固に固定される．したがって全ねじの場合は骨片間の隙間はいくらスクリューをねじ込んでも埋まってこない．一般プレートシステム内にある長いスクリューでも流用可能である．一方，シャフトスクリューの場合は，近位骨片とスクリューの関係がいわゆる"ばかネジ"状態となることによりスクリューヘッドで近位骨片は遠位骨片に引き寄せられる．

ラグスクリューは骨折の接合平面に対し垂直に

近い状態での挿入となるため，ある程度厚みを有する骨でしか用いることはできないが固定は強力であり下顎の斜骨折や癒合部の骨折に利用できる．また頭蓋骨外板 on-lay 移植時の固定(特に鼻背への cantilever 移植)や下顎枝矢状分割術の固定などにはとても便利である．

4．吸収プレート固定

生体親和性の高いチタンでも鼻腔副鼻腔，口腔に面した顔面領域の骨固定材料としては露出や感染の危険性がないわけではなく，抜釘の煩雑さがなく骨癒合後は生体に完全に吸収される吸収プレートも利用可能になってきた．主成分はポリL乳酸でチタンほどの剛性は期待できないものの加水分解で徐々に吸収され消失する．吸収速度や骨伝導能を調節するためにハイドロキシアパタイトやポリグリコール酸を調合した製品もある(完全吸収期間は使用部位や製品により異なり1年～数年)．

使用方法の原理はおおむね金属プレートと同じで，骨折部の形態に合わせて適切な形状のプレートを選択する．吸収プレートセット内には柔らかな薄い金属製の各種テンプレートも同梱されており，まずテンプレートを骨接合部位にあてがって採形したのち，吸収プレートを製造元の勧める方法で直接もしは湯煎してベンディングする．多くの金属プレートのスクリューはセルフタッピングであるが，こちらはスクリューも吸収性素材のためドリリングののち専用のタッパーでタッピングを行い，スクリューを挿入してプレート固定を行う．剛性や手技の煩雑さ，プレート自体の厚みなどいくつかの問題点はあるが，抜釘が不要でいつかは吸収されるという利点は捨てがたく，咬合負荷が少ない上下顎骨折(術後の顎間固定は必要)や牽引力のかかりにくい単純な頬骨骨折，小児例や頭蓋形成術などにはよい適応であると考える．

手術法の実際

顔面顎骨折の原因のほとんどは交通事故，転落，傷害事件，スポーツなどでの想定外の外力によるものが多く，外力の加わりやすい突出した部位や構造的脆弱な部位の骨折が多くなる．施設の特性にもよるが頻度的には鼻骨，下顎骨，頬骨の骨折が多く，治療に難渋する高エネルギー外傷の鼻篩骨や上顎骨骨折などはこれらに比べると多いものではない．そこで固定法の実際として頻度の高い頬骨骨折，下顎骨骨折，鼻骨骨折について具体的に示す．

1．頬骨骨折(図5)

頬骨骨折の手術法は Gilles の temporal アプローチに代表される closed reduction から眉毛外側(上眼瞼)切開，睫毛下(結膜)切開，口腔前庭切開の3か所から正確な整復と強固なプレート固定を行う open reduction & internal fixation (ORIF) まで様々な方法がある[5]．硬組織のみの改善ではORIF が優れているが，頬骨骨折では機能改善より整容的改善が手術目的となることの方が多く，ORIF による広範な骨膜下剥離や手術瘢痕での醜形も考慮すると，一概にどの手術法がよいかは術者の技量や症例によって異なってくる．ただ外科で開腹術の基本がわかっていないと腹腔鏡手術も習得しづらいのと同様に，頬骨骨折の基本は前頭頬骨縫合部，下眼窩縁，頬骨下稜3か所のミニプレート固定(ORIF)であり，その基本手技に十分精通しておけば選択のバリエーションが広がるばかりでなく，縮小手術を選択するにおいてもその手技習得に有利となる．

完全な頬骨 tripod 骨折の場合，術前CTから骨折形態を頭に入れて手術に臨み，前述した3か所からのアプローチで前頭頬骨縫合部，下眼窩縁，上顎洞前壁～頬骨下稜の骨折を確認する．まず第3骨片に注意しつつ前頭頬骨縫合部の骨折にエレバを挿入し捻ねるように軽く授動して骨折した頬骨の動きを確認するが，動きのない場合は同部をノミで離断する必要がある．次いで口腔内より頬骨後面にU字起子を挿入して転位様式にあった適切な方向へ頬骨体を引き上げる．クリック音の触知とともに整復位で維持される場合はよいが，すぐに後戻りする場合は前頭頬骨縫合部の骨折をワイヤー固定し，それを締め込みながら起子で頬骨を持ち上げ眼窩下縁もしくは前頭頬骨縫合部をミニプレート固定しワイヤーを抜去する．骨折線

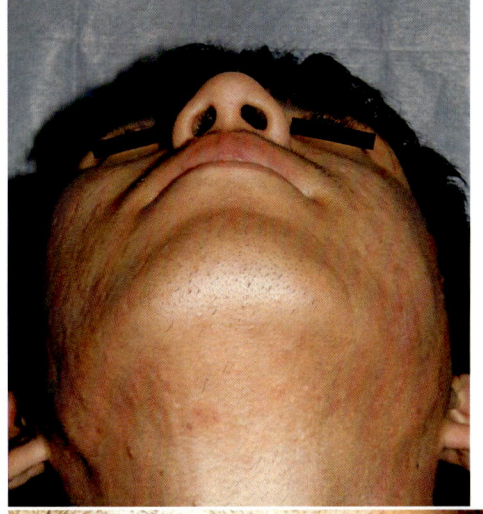

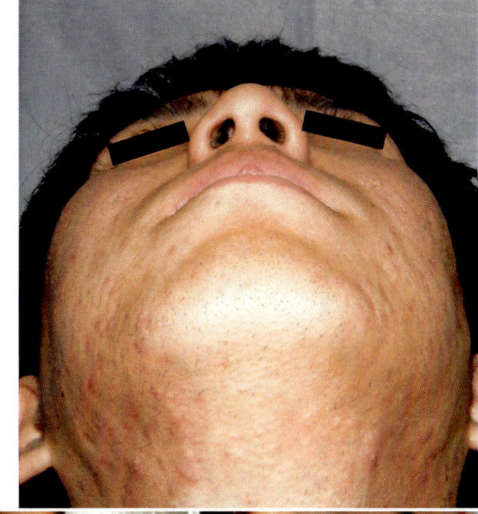

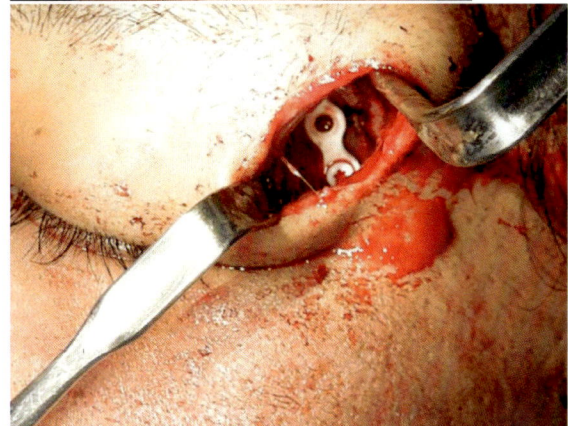

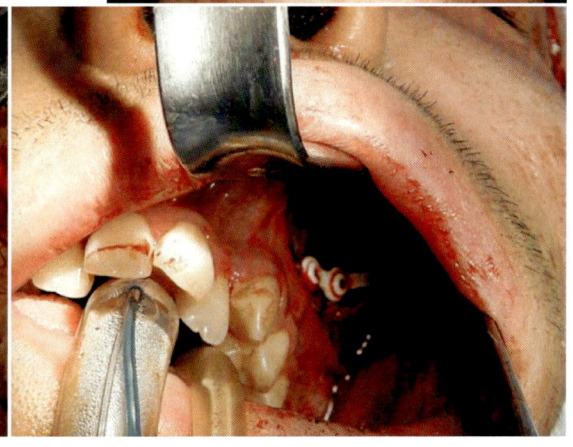

図 5. 頬骨骨折（吸収プレート使用例）
a：術前の base view で頬部が後退しているのがわかる．
b：口腔内から U 字起子を用い整復後，頬骨前頭縫合部(①)と頬骨下稜(②)を吸収プレート用い固定した．
c：術後の base view．頬部の高まりは回復して左右対称である．

の整復を目視するとともに頬骨の高まりや頬骨弓の張り出しの左右差や必要であれば頬骨蝶形縫合部に段差がないことを確かめ，整復位が満足いくものであれば残りの 2 か所もミニプレートで固定し，骨膜縫合ののち閉創して手術を終了する[6]．

2．下顎骨骨折

顔面下 1/3 の外観ばかりでなく顔面骨のなかで唯一動きを持っている下顎骨は咀嚼・咬合・嚥下・発声での役割を担っている．実際，骨折を含め下顎の再建においては咬合・咀嚼の再建が機能美としての顔面下 1/3 の外観再建にも通じている．特に欠損のない骨折では「咬合の再建＝骨折の再建」であり，理論的にも顎間固定で咬合が再現できれ

表 1．下顎骨骨折の観血的手術適応

顎間固定が困難(危険)な症例
無歯顎
合併損傷・精神疾患による不穏
嘔吐のおそれのある症例
早期に顎間固定の解除を望む症例
顎間固定のみでは不十分な症例
多数歯欠損・動揺
骨折線が 2 か所以上
上下顎合併骨折
元来の咬合異常
保存的には転位や離開の矯正不可
アーチの開大症例
骨移植が必要な症例
初期治療不良症例

a	b
	c

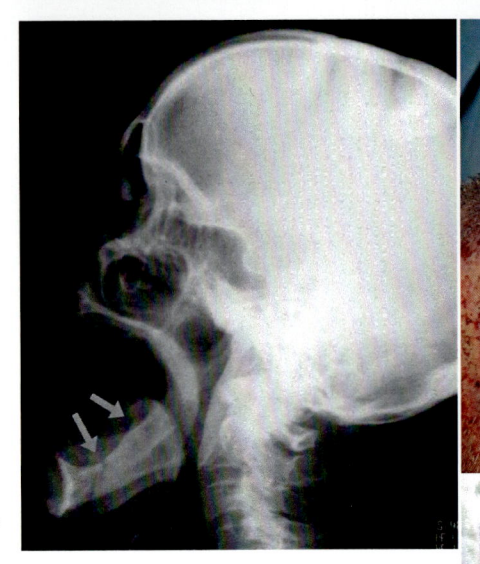

図 6.
無歯顎下顎骨骨折(体部・角部)
 a：術前の単純レントゲン側面(矢印：骨折2か所)．口腔前庭からのアプローチも可能であるが，顎堤の低い無歯顎では口腔前庭も浅く，術後の義歯装着を考えれば皮膚側からのアプローチも有用である．
 b：下顎下縁皮膚側よりアプローチし下顎用ロッキングプレートで固定した術中所見．皮膚側からのアプローチでは顔面神経下顎縁枝と顔面動脈(血管テープ確保)に注意する必要がある．
 c：術後のパントモグラフィー．上がり食ではあるが術翌日には経口摂取が可能であった．

ば骨折線はぴったりはまり込み骨折の整復も完了しているはずである．歯が温存された単純な骨折であれば顎間固定のみででも可能であるが，downtimeの短縮を希望する場合はやはり観血的に骨折部の固定を行う(表1)．

皮膚側に目立つ瘢痕を残さないことを心掛け基本的には口腔内からのアプローチで手術を行う．まず口腔前庭切開よりオトガイ神経に注意しつつ骨折部周囲を丁寧に剝離露出する．術前よりの顎間固定で既に骨折も整復され骨折線が合っている場合はそのままプレート固定すればよいが，咬合が合っていない場合は骨折部を口腔粘膜や神経に注意しつつ授動したのち，顎間ワイヤーで顎間固定を調整しながら咬合を再現し骨片の整復を行う．転位したまま時間が経ってしまった手術では骨間に肉芽形成され整復を妨害するため，鋭匙などを用い肉芽を除去する必要がある．次いでプレート固定であるが，どのプレートやスクリューをどのように用いるかは術者の好みにもより，強固な固定が得られるものほど術後の安静期間(顎間固定期間)が短くなる[7]．しかも眼窩周囲と比べ皮下組織も厚く，厚めの固いプレートも適応しやすい．また，咬合と骨整復は両立させるべき(両立するはず)ものではあるが，小さな第3骨片の欠損や噛み込みで両者が合わない場合は咬合再現を優先させる．この際の固定にはロッキングプレートの使用が有用で下顎は顎間固定による咬合を再現した状態でロックされる．さらに斜骨折の場合は固定力の強いラグスクリューを用いることもできる．

骨折線上にある歯の処置が問題となるが，術中の抜歯は死腔を残すこととなり，抜歯は行わず骨折の固定を行った方がよい[8]．下顎角骨折の場合，手術の容易さより固定は下顎枝前縁となりがちであるが，角部は骨折線に対してズレ応力のかかる部位であり，早期に顎間固定を介助するのであれば側方もプレートで固定する．この際，アングル用のドリルやドライバーを用いれば口腔内からでも固

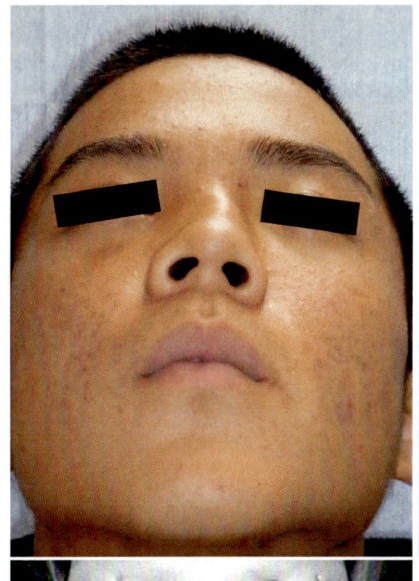

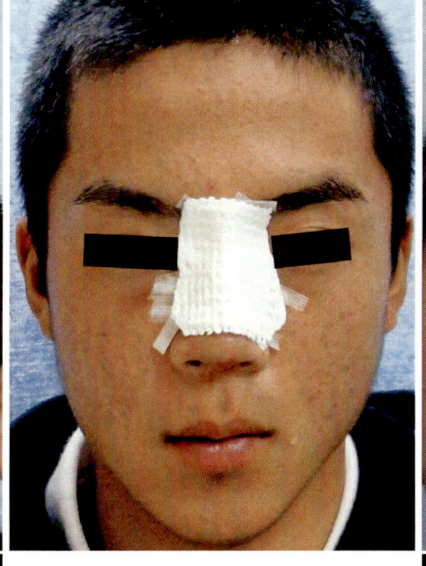

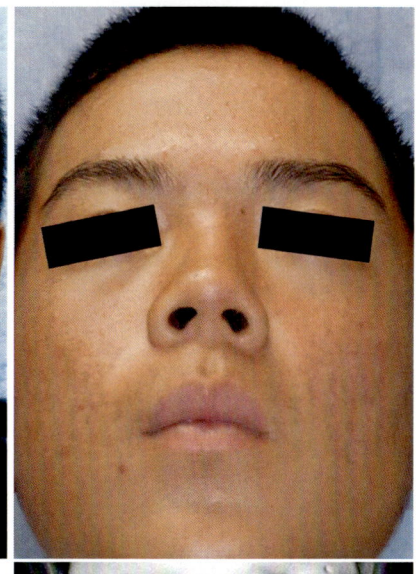

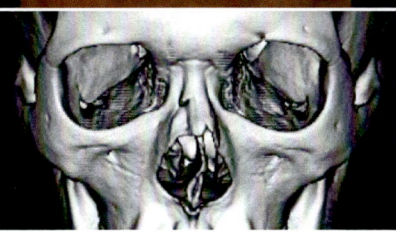

図 7. 鼻骨骨折(徒手整復例)
a：整復前の base view と 3D-CT．骨転位に相当する斜鼻変形を認める．
b：整復後のブライトンシーネによる外固定
c：術後の base view と 3D-CT

定できる．下顎下縁切開(図6)を行う場合は顔面神経の下顎縁枝の走行に注意しなければならない．

3. 鼻骨骨折 (図7)

鼻は顔面の正中に位置し外観上の基準点となりやすいことより，鼻骨の骨折転位はわずかなズレも顔全体の印象を損ねやすく，機能面よりも主に整容面での問題となる．多くは軸のずれる斜鼻変形で，時に治療に難渋する鞍鼻変形を伴うものもある．

整容面での治療であり，皮膚側からの観血的なアプローチの適応は少なく，ほとんどの場合徒手整復術が適応となる．腫脹の強い時期では骨転位や整復具合の判断が鈍るため，受傷直後の腫脹前か腫脹が治まる3，4日目が整復時期としては妥当と思われる．協力が得られない小児でなければ施術は外来で行え，4%キシロカインに1000倍ボスミン液を2，3割加えたものをムシ綿もしくはコメガーゼに染みこませ鼻腔内からの粘膜麻酔を行う．麻酔のポイントはきちんと鼻骨裏面全体に挿入されるように心掛けることと麻酔に十分な時間(10分間を3回)をかけることである．補助としてキシロカインスプレーを用いたり，前篩骨神経を局麻でブロックすることもあるが，局麻剤を注入しすぎると腫脹のため整復確認しづらくなる．続いて徒手整復であるが，利き手で機器(ワルシャム鉗子，エレバ，鑷子(いわゆる"長ピン")など)を持って鼻腔内に挿入し，外より空いた手で鼻骨を支えながら整復し外鼻形態を整える．整復後は整復位を保持できるように鼻腔内には軟膏のついたタンポンガーゼを入れ，外鼻はシーネをあてて外固定する．タンポンガーゼは2，3日，シーネは1週間で除去し，あとは夜間のみシーネで1か月ほど保護する．鼻骨の整復は closed reduction のため骨形態を直接観察できないのが難点であり，外固定前に CT やエコーで確認することも勧められる．

まとめ

　患者も含め満足いく結果を得るためには診断・手術適応・手術法どれをとっても重要で，手術を行うにあたっては解剖学的な知識はもちろん顔面硬組織特有の手技や道具も必要になってくる．特に骨固定に共通するポイントとしては①正確な整復，②固定部位や目的にあったプレート選択，③骨面にあった丁寧なプレートベンディング，④適切なスクリュー孔位置(骨の厚い梁構造部位)が重要で，"ばかネジ"にならないようにきっちりとしたスクリュー固定を得るために，①できる限り骨に垂直にゆっくりドリリングし，②ドリリングの際の水かけを行い，③ドリリング方向とスクリュー挿入の方向を一致させるようにする．また，昨今の異物残留の問題もあり，限られた術野から操作を行うこの領域の手術では，把持したスクリューを術野に落とさないように細心の注意も必要である．

おわりに

　顔面の土台は言うまでもなく顔面骨であり，その転位したままでの変形治癒は表面の顔面形態へ影響することは至極当たり前ではあるが，CT像の改善が最終目的ではなくあくまでも骨折によりもたらされた変形の改善(外観の回復)が得られなければ患者の満足は得られない．よって骨折部位や程度で適切な手術適応，アプローチ法，固定法を選択して，機能障害ばかりでなく手術による醜形をきたさないようにすることも大切である．

文献

1) Manson, P. N., Hoopes, J. E., Su, C. T.: Structural pillars of the facial skeleton: an approach to the management of Le Fort fractures. Plast Reconstr Surg. 66: 54-62, 1980.
　Summary　上顎骨骨折の治療ではbuttress構造の再建が重要であることを提唱して，後には骨折ばかりでなく腫瘍切除後の再建にこの概念は取り入れられている．

2) Rohrich, R. J., Watumull, D.: Comparison of rigid plate versus wire fixation in the management of zygoma fractures: a long-term follow-up clinical study. Plast Reconstr Surg. 96: 570-575, 1995.
　Summary　ワイヤーとプレート固定を比較してプレート固定によるORIFが優れていることを報告したレベルVの論文．

3) Manson, P. N.: Facial fractures. Plastic Surgery. vol 3. Mathes, S. J., ed. pp77-380, Saunders Elsevier, Philadelphia, 2005.
　Summary　形成外科の教科書でMansonが顔面骨骨折の項を担当した．基礎的な考え方から多くの症例写真を含んだ臨床例まで網羅的に述べられている．

4) 楠本健司：プレート・スクリューによる骨接合．顔面骨骨折の治療の実際．第1版．平野明喜ほか編．pp16-20, 文光堂, 2010.
　Summary　基本的なプレートによる骨接合法を解説．

5) Hollier, L. H., Thornton, J., Pazmino, P., Stal, S.: The management of orbitozygomatic fractures. Plast Reconstr Surg. 111: 2386-2392, 2003.
　Summary　頬骨骨折の診断，手術適応，合併症などについて解説したPRSのCME articleで同様に参考となる報告に同じグループのKaufmanによるもの(Orbitozygomatic fracture management. Plast Reconstr Surg. 121(4): 1370-1374, 2008.)もある．

6) 平林慎一：頬骨骨折．頭蓋顎顔面の骨固定　基本とバリエーション．第1版．小室裕造ほか編．pp137-144, 克誠堂出版, 2013.
　Summary　実際の手術手技を多くの臨床写真とともにバリエーションに応じて記述されている．解説書としてポイントごとにまとめられており大変わかりやすい．

7) 楠本健司：下顎の治療計画　下顎骨骨折の治療のポイント．顔面骨骨折の治療の実際．第1版．平野明喜ほか編．pp270-276, 文光堂, 2010.
　Summary　AO conceptやChampy lineなど基礎的な考え方から，実際の顎間固定法や固定材料の選択法を詳しく解説している．

8) Ellis, E. 3rd.: Outcomes of patients with teeth in the line of mandibular angle fractures treated with stable internal fixation. J Oral Maxillofac Surg. 60: 863, 2002.
　Summary　骨折線上の歯牙の取り扱いについての報告．

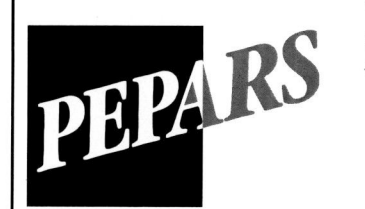

◆特集／コツがわかる！形成外科の基本手技―後期臨床研修医・外科系医師のために―

顔面の局所皮弁

小川　豊*

Key Words：局所皮弁(local flap)，外側眼窩皮弁(lateral orbital flap)，Z 形成(Z plasty)，gate flap，皮下茎皮弁(subcutaneous pedicled flap)

Abstract　顔面再建に局所皮弁は第 1 選択となる．Color match や texture match に優れ，術野が同じで手技もさほど難しくない．しかし donor site の選択といろいろある皮弁のどれを使うかの選択には知識と経験がいる．ここでは顔面に使われる局所皮弁のうち Z 形成，VY(YV)形成，前進皮弁，回転前進皮弁，Rhomboid flap，皮下茎皮弁，Scalping forehead flap，Estlander flap，gate flap，fan-shaped flap，Mustarde flap について述べる．Donor site 選択には aesthetic unit，立体構造上のくぼみの部位，解剖学的な溝すなわち鼻唇溝，鼻翼溝，あるいは顔面正面や側面から見て陰になる部位，たとえば下顎下面や耳後部を選ぶと瘢痕が目立ちにくい．部位によっては鶏卵大の欠損が局所皮弁で再建できるが立体構造や組織組成の違いなど，状況によっては複数の局所皮弁の利用も必要となる．Donor site を配慮しすぎて皮弁サイズを不十分にすると変形が生じる．術後変形をさせないために十分なサイズ，適切なデザイン，適切な皮弁の位置，十分な剥離がポイントとなる．

整容的再建を必要とする顔面再建には color and texture match の優れた局所皮弁は最適な方法と言える．

顔面に局所皮弁を作る場合の条件は以下の通りである．

1）Donor site を縫縮しやすい方向に皮弁を作る．
2）Donor site はその縫縮線が皺，溝，あるいは見えにくい部位を選ぶ．
3）眼瞼，口裂，鼻孔など遊離縁が存在する部位では皮弁移動によって変形，変位が生じない方向に皮弁移動を行う．
4）部位特異的 texture が存在し，それに留意する．眼瞼皮膚の薄さ，鼻翼の強靱性，支持性，赤唇あるいは眼瞼縁の粘膜の存在(粘膜が外部に露出している)
5）睫毛，眉毛，髭の部位ではその再建も併せて行う．

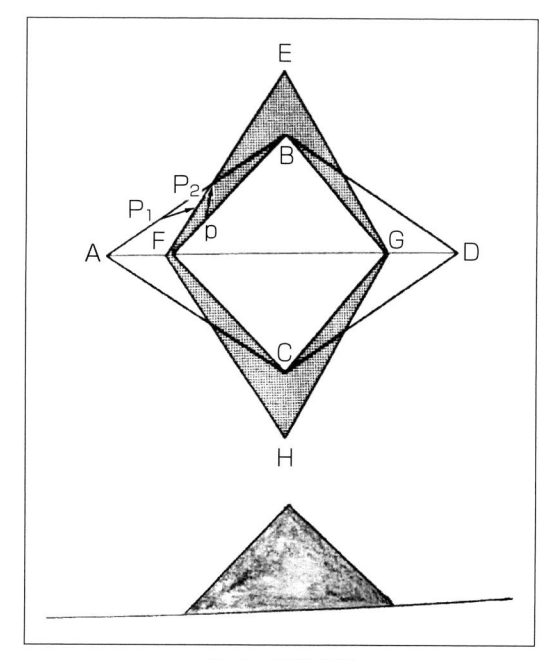

図 1. Z 形成術
上：陰の部分が上下に伸展する範囲
下：トータルでの伸展度，中央で $\sqrt{3}$，両端で 0 倍

* Yutaka OGAWA，〒527-0134　東近江市平松町 2 番 1　医療法人社団昴会 湖東記念病院形成外科

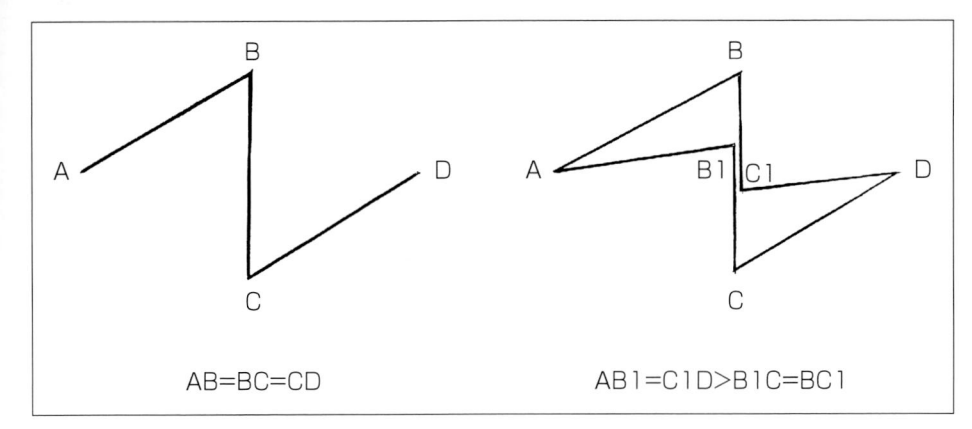

図 2.
瘢痕拘縮での Z 形成
皮切を加えると中心脚が縮小する.

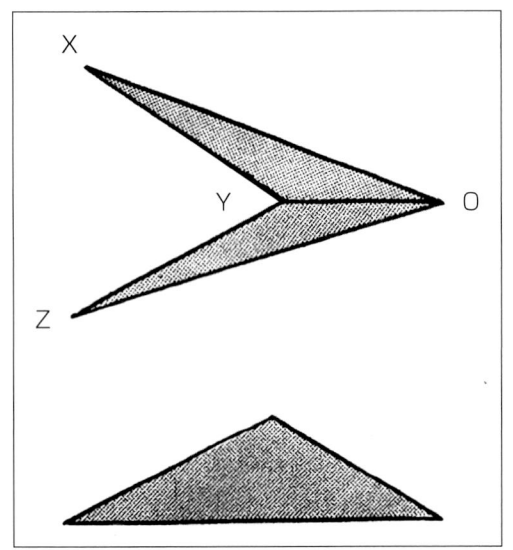

AB=BC=CD

AB1=C1D>B1C=BC1

図 3. YV 形成での伸展
上：陰の部分が伸展された範囲
下：トータルでの伸展度

以下に顔面で利用される主な局所皮弁について述べる.

1. Z 形成

Z 形成は4つの効果を持つ. 1)伸展, 2)線条瘢痕の方向転換, 3)位置変換, 4)立体構造における稜から谷, あるいは谷から稜への変換, の4点である.

伸展効果は Z の幅に均等に生じるのではなく中心で最大, 皮弁移動後の中心脚両端でゼロとなる三角形である[1](図1). 局所皮弁の宿命として皮弁変換の前後でトータルの面積変化は原則生じないから縦方向に伸展した面積分, 横方向に面積減少が生じるので, 横方向の余裕が絶対条件となる. 狭い部位や横方向に余裕のない部位では適応外となる.

瘢痕拘縮に対し Z 形成で伸展する場合, 中心脚の長さは他の2脚より長く作図しなければならない. 拘縮を解除すると中心脚の長さは短縮するから, 作図で他の2脚と同長にしておくと中心脚が短くなる. しかも中心脚の長さは皮切後には調整できない(図2). 線条瘢痕をジグザグにして一部皺に一致させて目立たなくする効果もある. 位置の変換は眉毛, 口角, 鼻翼などで位置異常が存在する時, これを修正するのに有効である. 円筒形の局面に線条瘢痕があり谷のような陥凹が生じる時, 単一あるいは方向を交互に変えた連続 Z 形成が効果的である[2].

2. YV(VY)形成

YV 形成は Y 字型に切開して三角皮弁を Y の中心線に押し込むように伸展させ, 横方向に皮膚を増強させる目的で使用する. VY 形成は V の三角皮弁を上方に伸展させ, その下方にできた欠損部を横方向に閉じることにより伸展させた皮弁の後戻りを抑止するもので, いずれも伸展皮弁の特殊型である. YV 皮弁で伸展に直角方向に増加する皮膚は三角形を呈する[3](図3). VY 形成によって上方に増加する皮膚面も幾何学的には三角形で中心の皮膚移動が最大となる. YV 形成と Z 形成複合型もある.

3. 前進皮弁

皮膚の弾性を利用した皮弁で, 皮弁の面積を10〜15%増加させて欠損を被覆する. 伸展方向に後ろ向きの後戻り力が必ず残存するので欠損部位に遊離縁が存在する時は遊離縁が牽引され歪みが生じる. 前進皮弁は遊離縁に平行には利用できる

図 4.
前進皮弁
下眼瞼に上方に前進する皮弁を作成すると遊離縁が下方に牽引される．
　a：前進前
　b：前進後下眼瞼外反

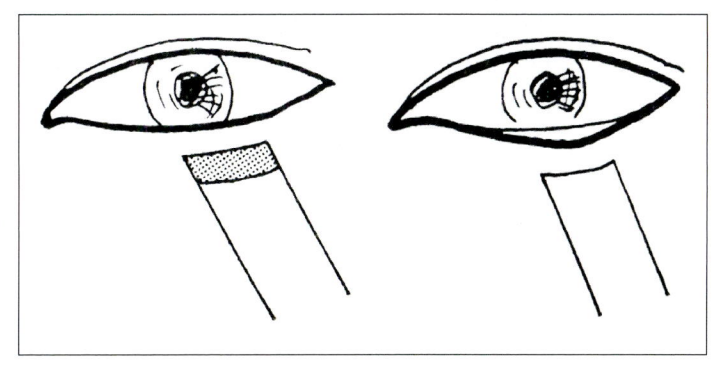

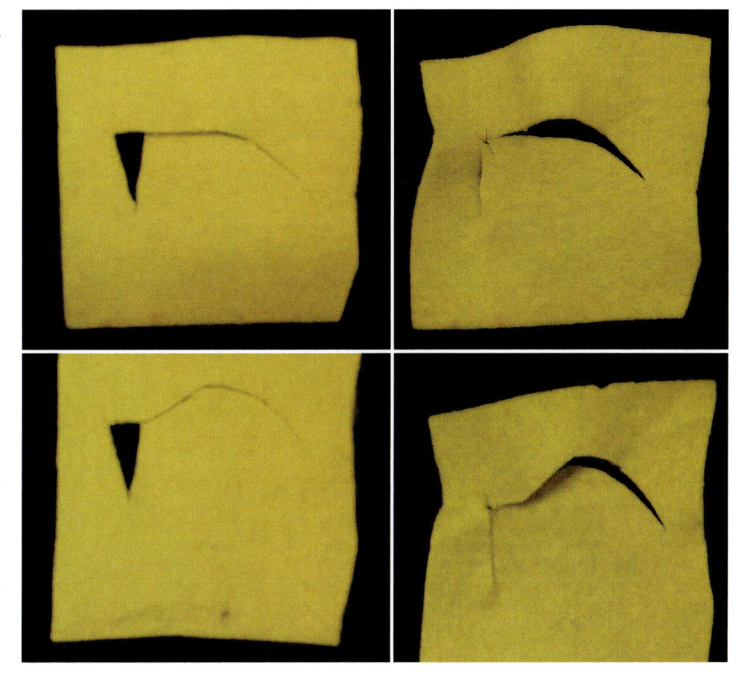

図 5.
Rotation advancement flap 模型
　a：膨らみをつけない皮弁
　b：この皮弁を回転前進させた場合の新たな皮膚欠損の位置
　c：膨らみをつけた皮弁
　d：回転前進によってできる欠損は小さくその位置は皮弁の後方にある．

が，直角方向には利用しない方がよい(図4)．皮弁基部に長さの違いによる dog ear が形成されるので，適切な大きさの三角皮膚切除が多くの場合必要となる．

4．回転前進皮弁

扇を広げるような様式での前進皮弁で，rotation advancement cheek flap はその代表的なものである．扇の要に相当する部分が pivot point となる．皮弁の剝離は pivot point から皮弁の外周まで，広く行われなければならない．皮弁の前進移動の範囲が普通の前進皮弁よりわかり難く，しばしば pivot point 付近の剝離が不足になりがちである．下眼瞼前葉再建に汎用されるが，この場合，dog ear 修正のための三角皮膚切除を耳介後部に行うと瘢痕が隠れる．作図の要点として外眼角外側部で皮切位置を十分上方にすること．通常この部分で 10～15 mm 上方凸に作図する．回転時の下眼瞼下方変位を避けるためである(図5)．外眼角外側部に上方に凸となるデザインを行っても pivot point が下眼瞼よりかなり外方に位置すると，皮弁は下眼瞼部で下方にずれて移動する．したがって pivot point を可及的内側に位置させ皮弁を恣意的に瞼縁に平行に内側方向に伸展移動させ内眼角部の骨膜に皮弁の先端を固定しなければならない．

5．Rhomboid flap

古典的な皮弁で菱形の欠損に対し適応となる．菱形欠損 ABCD(図6)に対し，それに接する ADEF の菱形の皮弁を作図し，これを A 点を pivot point として回転移動する．皮弁の位置は欠

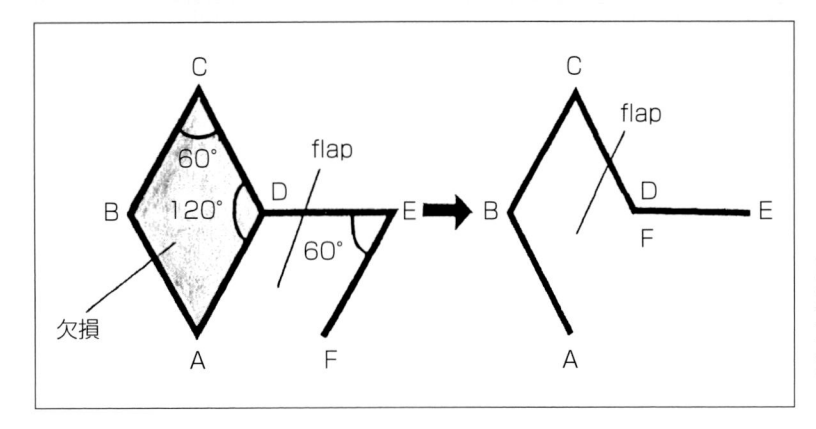

図 6. Rhomboid flap の作図
Pivot point は A で緊張は DF の方向が最小

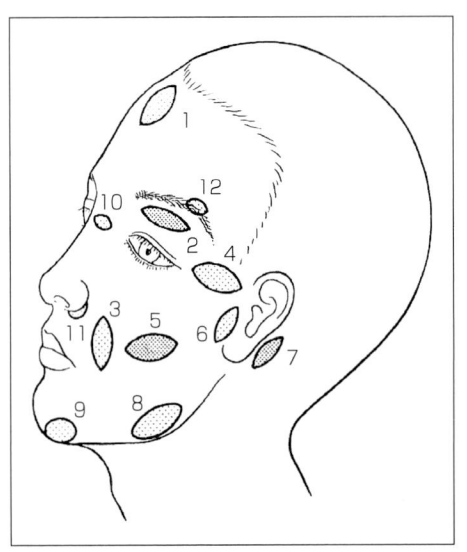

図 7. 顔面に作図できるいろいろな皮下茎皮弁（文献 4 より引用改変）
1：median forehead flap, 2：palpebral flap, 3：nasolabial flap, 4：lateral orbital flap, 5：cheek flap, 6：preauricular flap, 7：post auricular flap, 8：mandibulomarginal flap, 9：submandibular flap, 10：dorsal nasal flap, 11：para alar (para nasal) flap, 12：eye brow flap

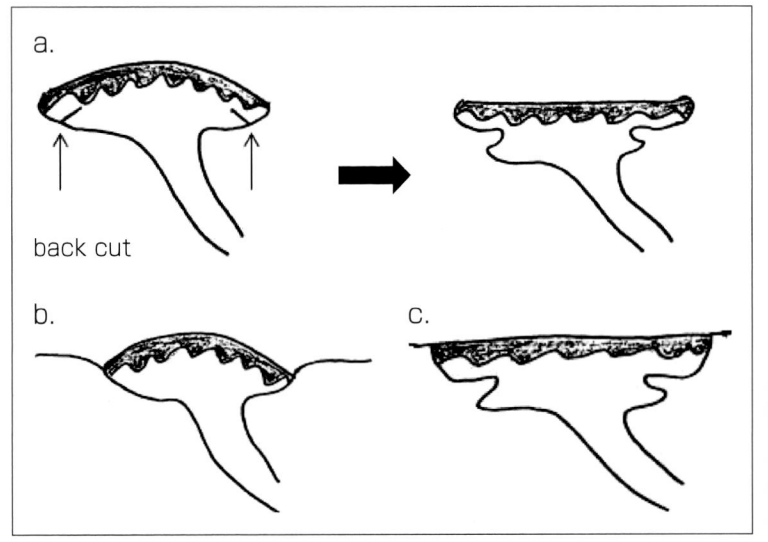

図 8. 皮下茎皮弁の back cut
a：Back cut の仕方
b：Back cut しない場合，皮島辺縁が陥凹
c：Back cut した場合，陥凹しない．

損各辺に隣接して 4 か所に選択できるが，図の作図で DF の皮膚緊張が最小でかつ aesthetic line にできるだけ一致する部位を選択する．出来上がりの手術瘢痕がすべて aesthetic line に一致することはあり得ないので，大きな欠損の修復には適さない．

6．皮下茎皮弁

皮下茎皮弁は顔面再建に有力である．その理由は，1) dog ear が少ない，2) 血流が豊富，3) 欠損部と同形同大の皮弁が作図でき，皮弁のトリミングが少なくて済む，などである．顔面に利用できる皮下茎皮弁は部位によっていろいろである[4]（図7）．皮下茎皮弁利用のポイントを以下に挙げる．

1) Donor site は aesthetic line 上あるいは顔面輪郭の陰になる部分に作図する．
2) 皮下茎の長さは，donor site から pivot point までの距離を，欠損部から pivot point の距離より長くする．
3) 皮弁移動後の皮島が皮下茎に後戻りする方向に牽引されて皮島辺縁が陥凹する．これを防ぐため皮島辺縁に back cut を入れる（図8）．
4) 皮弁を 180°回転移動して利用する時は皮島の形は欠損部の形と点対称にする．
5) 島状皮弁のため術後 trap door 拘縮が生じや

図 9.
Gate flap と fan-shaped flap のシェーマ
上：Gate flap
下：Fan-shaped flap

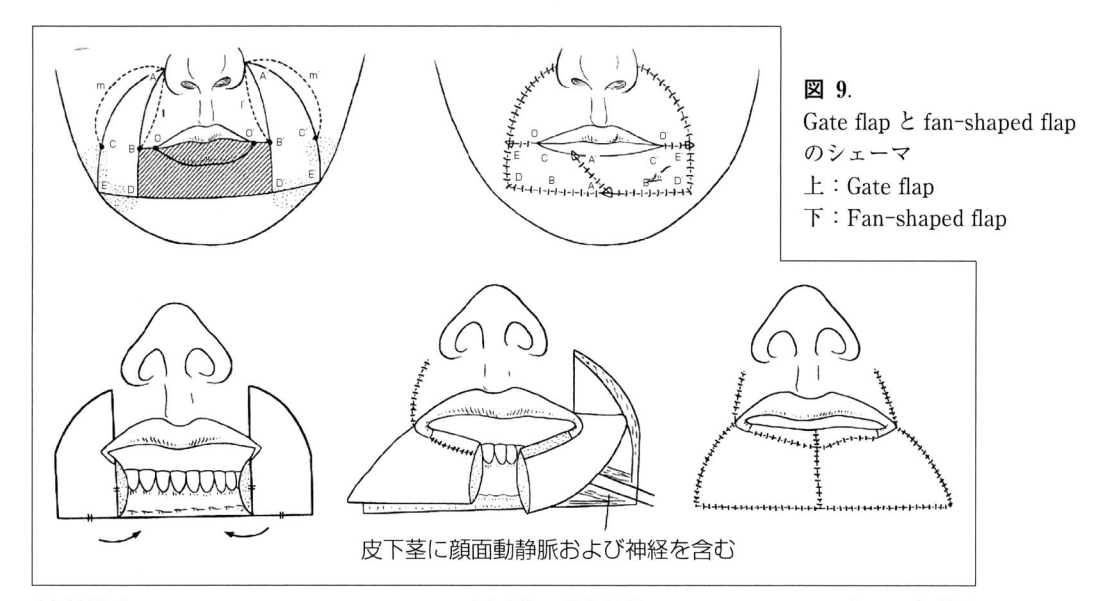

皮下茎に顔面動静脈および神経を含む

(吉村陽子ほか：Fan-shaped flap による下口唇再建．形成外科 ADVANCE シリーズⅡ-6 各種局所皮弁による顔面の再建：最近の進歩．172-178，克誠堂出版，2000．より引用)

すいことを念頭に置く．上記 3) の back cut は trap door 抑制にも効果がある．

6) 皮島の周囲に広範囲の皮下組織を付加した皮弁は義眼床再建の眼窩への組織充填に利用できる[5]．

7．Scalping forehead flap

外鼻再建の方法として 1942 年の Converse の方法に始まる古典的なものであるが，複雑な外鼻形態を 1 つの皮弁で再建するには極めて有用な方法である．前額皮膚の厚み，texture，color が外鼻に極めて相似しているからである．方法の詳細は他書に譲る．

8．交叉唇弁

顔面動脈の分枝である上唇動脈，あるいは下唇動脈を含む動脈皮弁で上口唇や下口唇の全層再建に最有力な皮弁である．上口唇外側の皮弁で下口唇再建を行う Estlander 皮弁[6]，下口唇正中皮弁による上口唇再建の Abbe 皮弁のポイントは，

1) 皮弁の赤唇部位の片側を切開する時に上唇あるいは下唇動脈の位置を確認し，できるだけ細い動脈茎の皮弁を作成すること（皮弁移動がスムースで赤唇の縫合がし易い）．
2) 欠損側と皮弁側の赤唇縁同士を正確に位置合わせして縫合する．術前それぞれの赤唇縁にメスで浅い小切開を加えておくとわかり易い．

3) 上口唇の場合，鼻孔の高さまでが aesthetic unit であり，皮弁をその中間の長さにしない．
4) 交叉皮弁によって口裂の横幅が短縮した場合には 2 次的に口角部分で口裂拡大術を施行する．

9．下口唇再建の gate flap と fan-shaped flap

下口唇広範囲全層再建には Estlander 皮弁以外の代表的なものに Gillies の fan flap，Fujimori の gate flap[7]，Nakajima の fan-shaped flap[8] などがある（図 9）．いずれも顔面動脈を含む動脈皮弁で両側鼻唇溝部を donor site とするが，gate flap は必ずしも顔面動脈を含まない．オリジナルの gate flap は鼻唇溝部に作成した先端先細りの全層皮弁を約 90°内側に回転して下口唇全層欠損再建に利用するが，上口唇全層の再建にも利用できる．他の皮弁は鼻唇溝部を含む口角外側に作成した皮弁をスライドさせて下口唇に移動するもので，移動方式にも gate flap と他の皮弁とに違いがある．赤唇は皮弁の粘膜面を約 10 mm 幅広くつけて再建する．Gate flap では 2 つの皮弁を上下に組み合わせて欠損の高さを再建するが fan-shaped flap では片側 1 つの皮弁の幅が欠損の高さとなる．

10．Mustarde 眼瞼交叉皮弁

口唇の Abbe flap の眼瞼版であるが詳細は他書

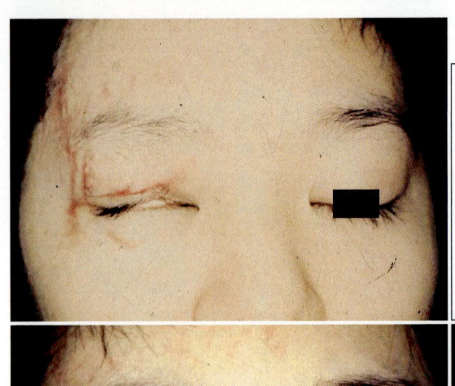

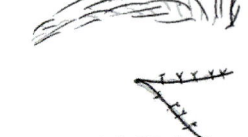

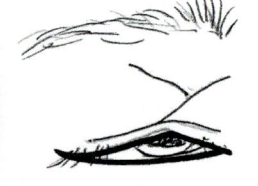

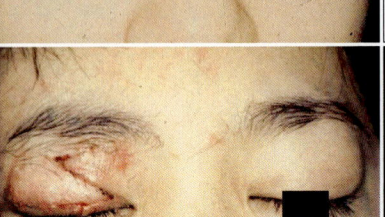

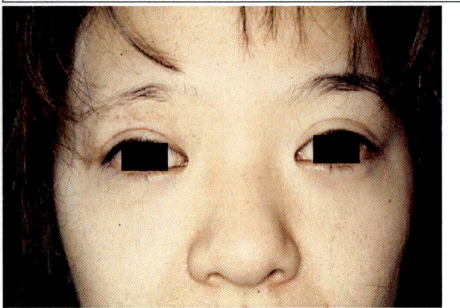

図 10. 症例 1：Z 形成と VY 形成併用
　a：術前　　　b：Z 形成と YV 形成作図
　c：術直後　　d：術後 8 か月

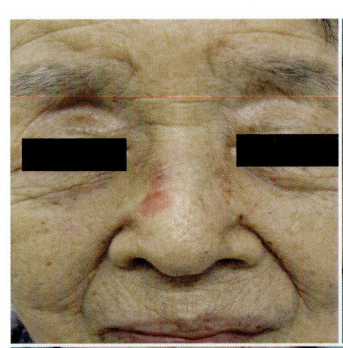

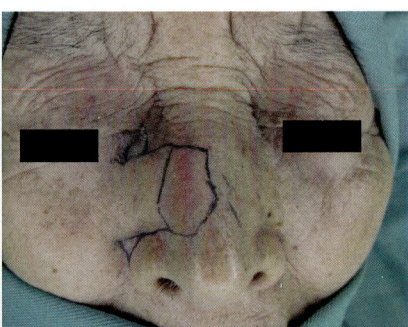

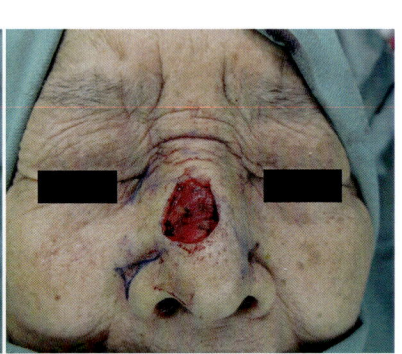

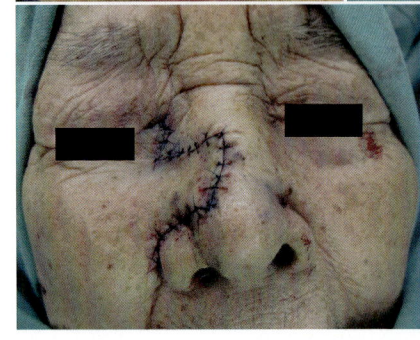

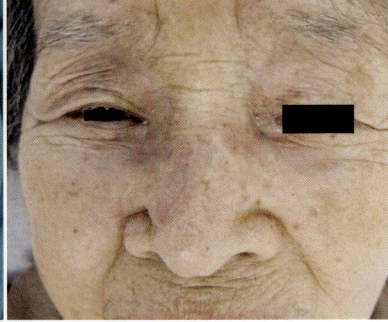

図 11.
症例 2：前進皮弁
　a：光線角化症．術前
　b：前進皮弁作図
　c：腫瘍切除
　d：皮弁で再建
　e：術後 3 か月

に譲る．上眼瞼全層再建には解剖学的に最適である．

症　例

症例 1：Z 形成と YV 形成複合型

22 歳，女性．交通事故で右上眼瞼に瘢痕拘縮による閉瞼障害をきたした．重瞼線と瘢痕を利用して Z 形成と YV 形成を行った(図 10)．

症例 2：前進皮弁

91 歳，女性．鼻背の小指頭大光線角化症に対し 3～4 mm safety margin で切除し，右頬部からの前進皮弁で再建した．Dog ear 修正の三角皮膚切除を外鼻頬境界線上および鼻翼溝に一致させることにより，術後 3 か月で瘢痕は目立たない(図 11)．

46　　　　　　　　　　　　　　PEPARS No. 88　2014

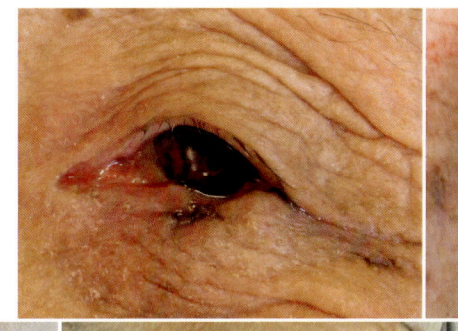

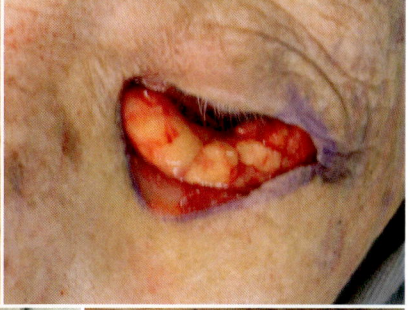

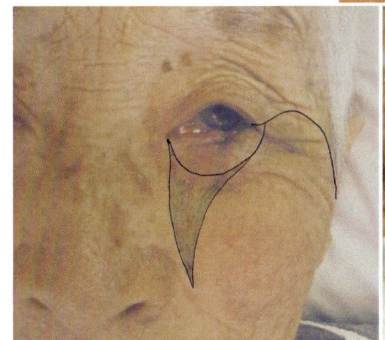

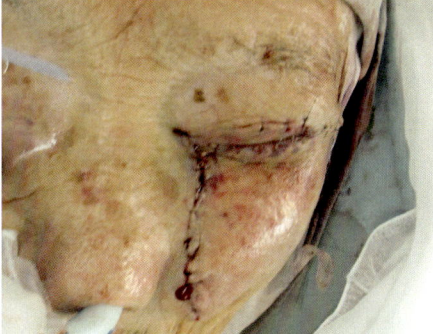

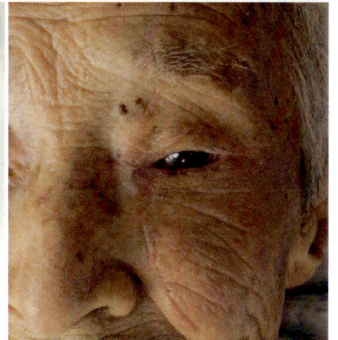

図 12.
症例3：回転前進皮弁
 a：基底細胞癌
 b：全層切除
 c：作図
 d：皮弁移動直後
 e：術後8か月

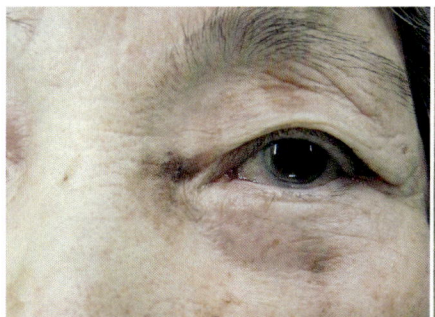

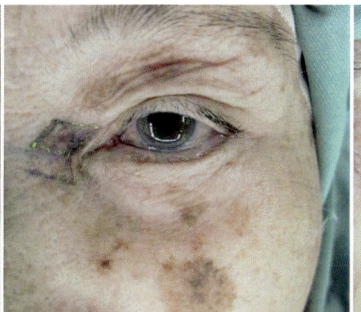

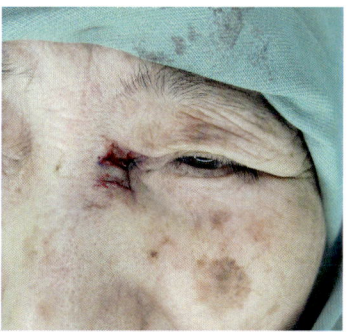

図 13.
症例4：rhomboid flap
 a：内眼角部脂漏性角化症
 b：Rhomboid flap 作図
 c：皮切
 d：縫合
 e：術後2か月

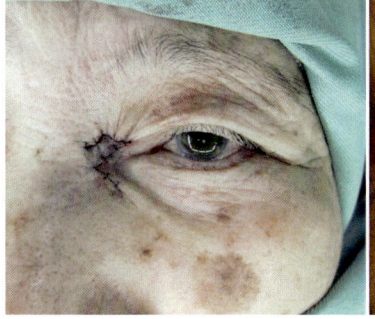

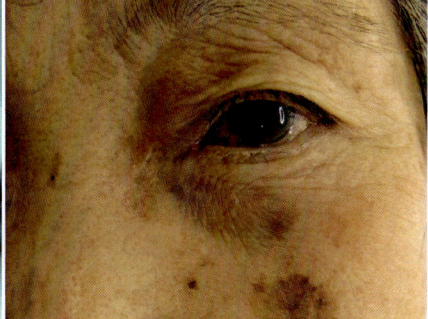

症例3：回転前進皮弁

90歳，女性．左下眼瞼に一部結膜に浸潤する爪甲大の基底細胞癌があり眼瞼全層で切除し前葉を頬部回転前進皮弁で，後葉を硬口蓋粘膜遊離移植で再建した．粘膜を約1 mm 前葉側にはみ出るように移植すると眼球への刺激もなく外観もいい結果が得られる(図12).

症例4：Rhomboid flap

88歳，女性．左内眼角部に大豆大の脂漏性角化症があり切除後 Rhomboid flap で再建した．上下方向に皮膚の余裕があるため皮弁を欠損部下方に作図した．小さい顔面欠損再建にはこの皮弁が有用なことがある(図13).

症例5：皮下茎皮弁

70歳，男性．鼻背にできた円形爪甲大基底細胞

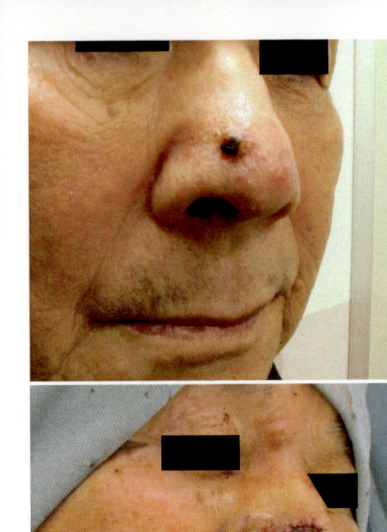

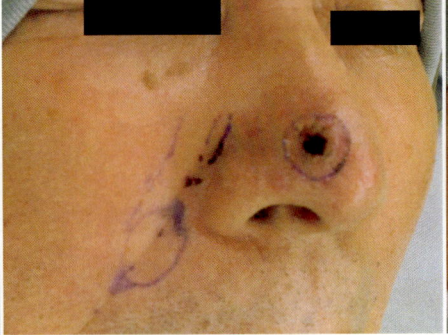

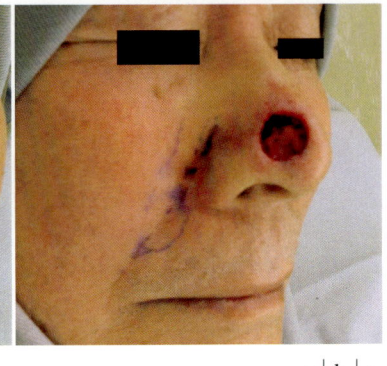

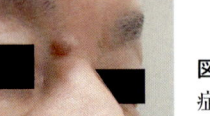

図 14. 症例 5：皮下茎皮弁
　a：基底細胞癌
　b：鼻唇溝の皮下茎皮弁の作図
　c：腫瘍切除
　d：皮弁移動と donor site 閉鎖
　e：術後 10 か月

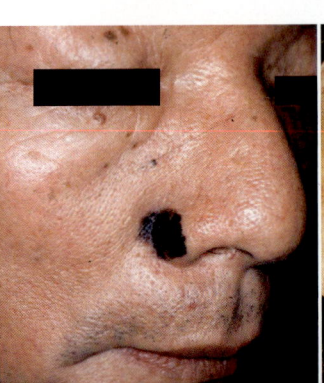

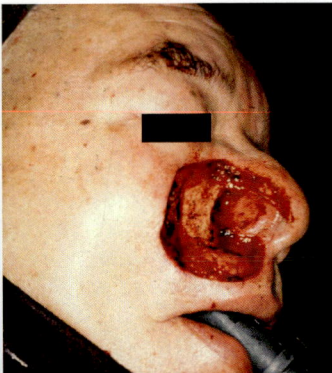

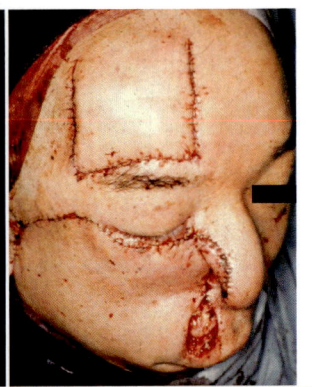

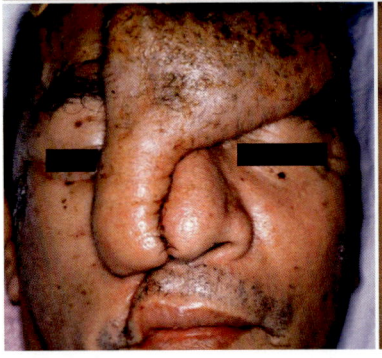

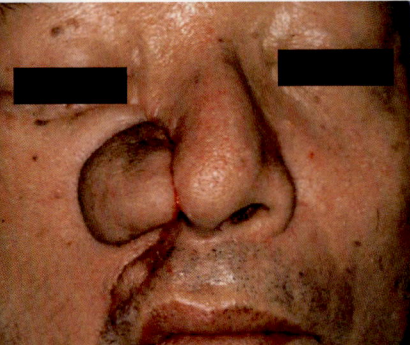

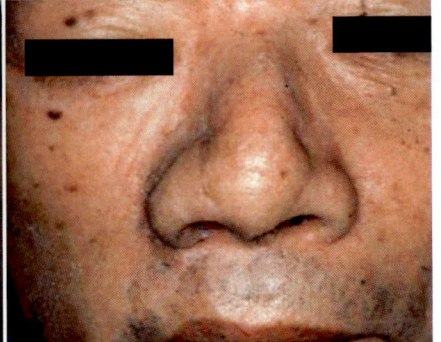

図 15. 症例 6：scalping forehead flap
a：悪性黒色腫
b：切除
c：Rotation advancement flap で鼻腔底を再建し，前額に遊離植皮で裏打ちした scalping forehead flap を作成
d：皮弁移動
e：切り離し
f：術後 1 年

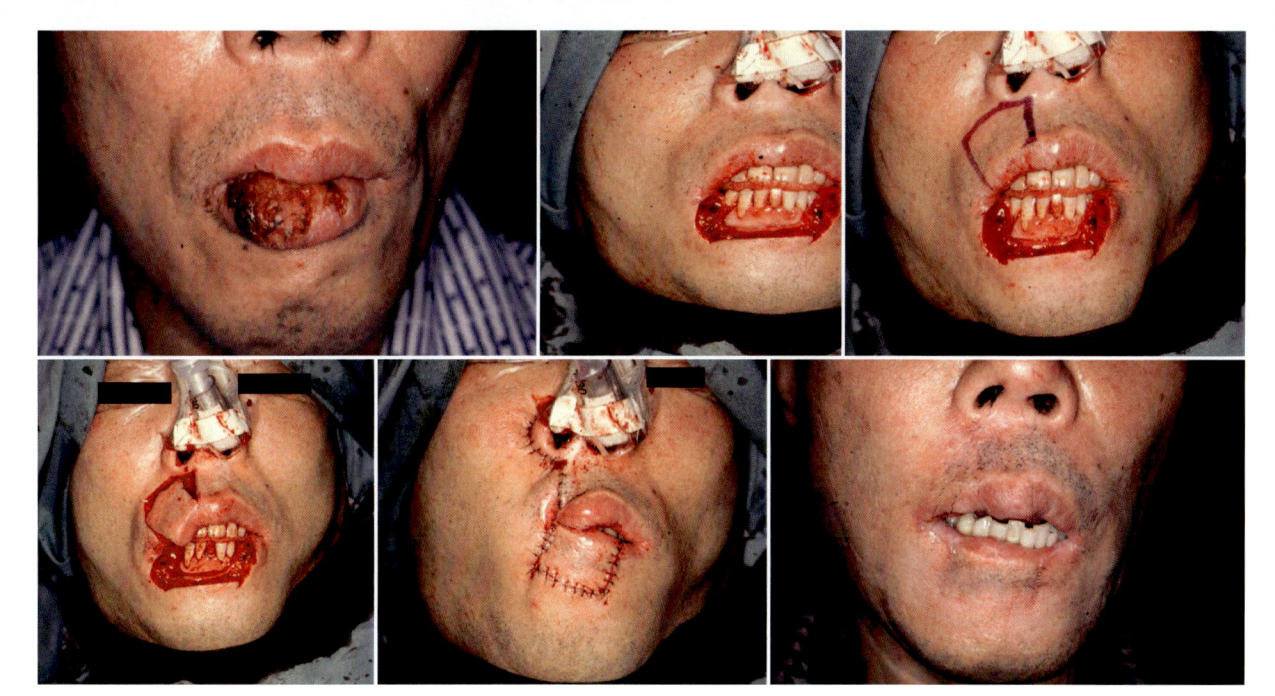

図 16. 症例 7：Estlander flap
a：有棘細胞癌　　b：切除　　c：皮弁作図
d：皮切　　　　　e：移動　　f：口裂延長術施行後 1 年

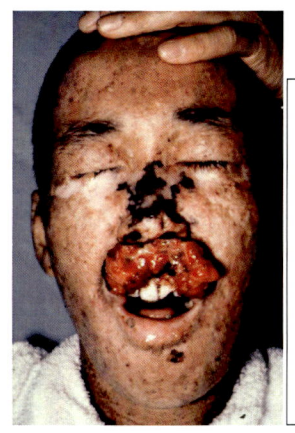

図 17. 症例 8：gate flap
a：有棘細胞癌　　b：作図　　c：術後 8 か月

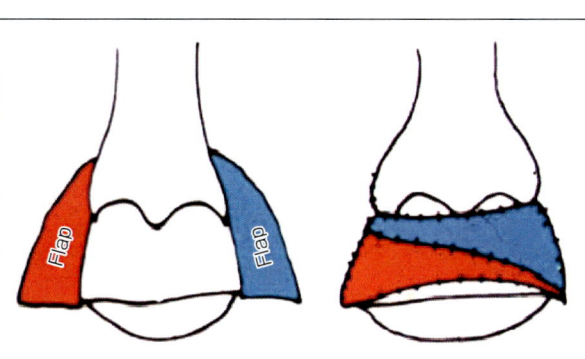

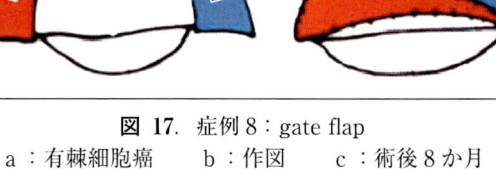

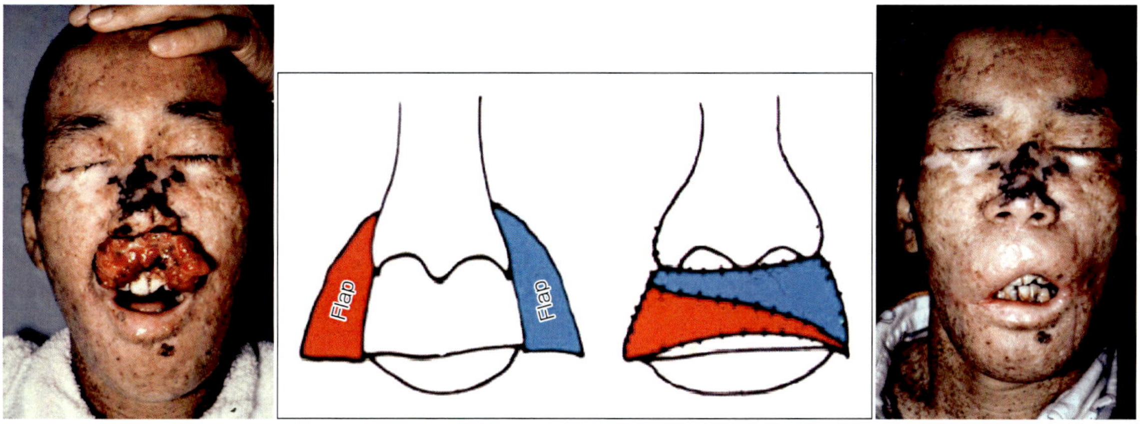

癌を摘出後，右鼻唇溝に上方に茎を持つ皮下茎皮弁を作成し皮下トンネルを通して鼻背に移動し欠損部を再建した．皮島周辺の皮下組織に back cut を入れ術後スポンジ圧迫を施行した(図 14)．

症例 6：Scalping forehead flap

73 歳，男性．右鼻翼悪性黒色腫で右鼻翼および周辺外鼻を全層で切除した．Scalping forehead flap で数次の手術にて再建した．皮弁切り離し時，少し大きめの皮弁を欠損部に移動しておかないと二次修正で組織不足となることが多い．前額 donor site には全層遊離植皮を行った．この部分は組織拡張器による修正も考えられる(図 15)．

症例 7：Estlander flap

52 歳，男性．下口唇有棘細胞癌を切除し右上口唇に下口唇欠損の約 1/2 の幅の全層の皮弁を作成し下口唇を再建した．口裂横幅が短縮したので術後 3 か月に口角切開による口裂延長を施行した(図 16)．

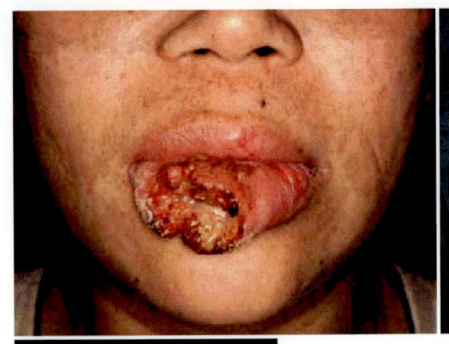

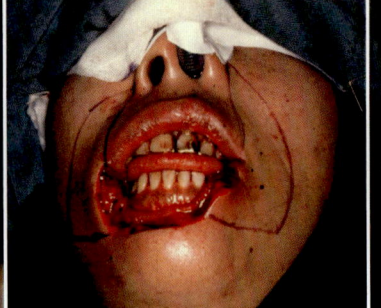

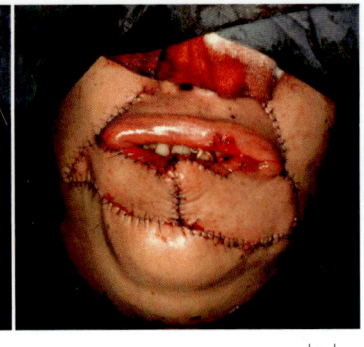

図 18.
症例 9：fan-shaped flap
　a：有棘細胞癌　　b：作図
　c：皮弁移動　　　d：術後 10 か月

a	b	c
d		

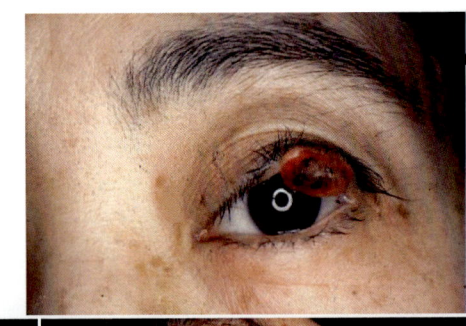

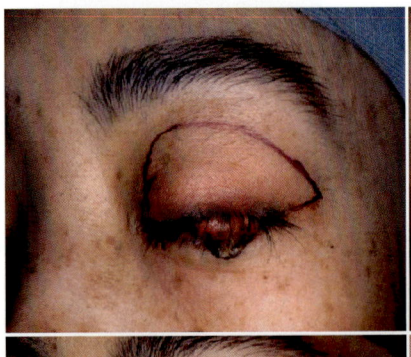

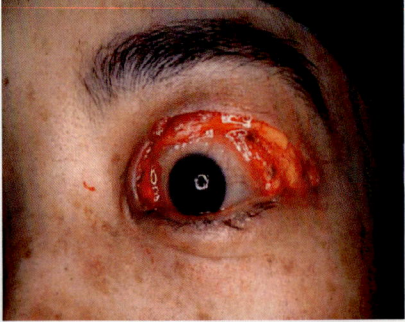

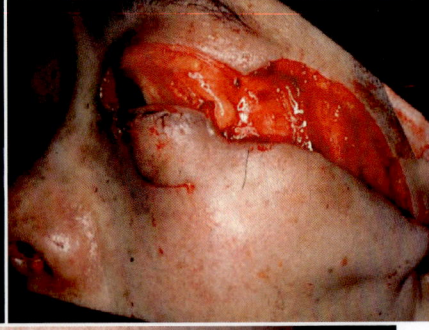

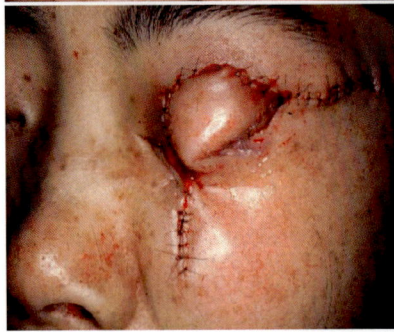

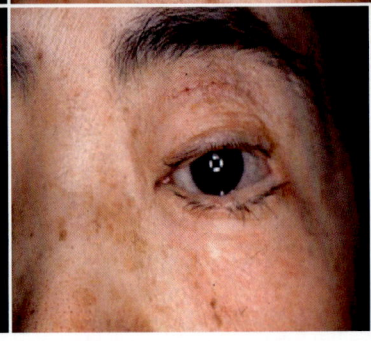

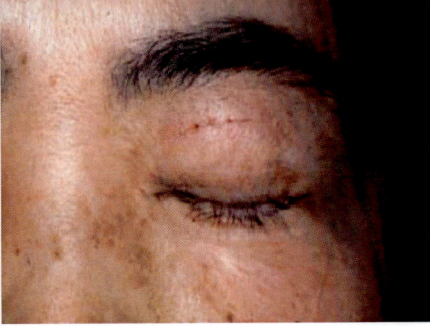

図 19.　症例 10：Mustarde flap
　a：マイボーム腺癌　　b：皮切作図
　c：切除　　　　　　　d：皮弁作成
　e：移動　　　　　　　f：下眼瞼睫毛移植も行った術後 1 年
　g：閉瞼状態

		a
b	c	d
e	f	g

症例 8：Gate flap

17 歳，男性．色素性乾皮症を基盤に上口唇に有棘細胞癌が，また鼻背に悪性黒色腫と思われる腫瘍が発症した．高度の知的障害が見られた．上口唇に対し全層で切除後 gate flap で再建した．両側鼻唇溝部に粘膜面をかなり幅広にした全層皮弁を作成し，内方に約 90°回転して皮弁を重ね合わせた．それによる斜めの縫合線が aesthetic line になじまないがこの症例では瘢痕はそれほど目立たない（図 17）．

症例 9：Fan-shaped flap

38 歳，女性．下口唇有棘細胞癌を全層で切除し口角から鼻唇溝にいたる全層の上方先細りの皮弁を両側に作成してこれらの皮弁を欠損方向にスライドさせた．口輪筋の連続性は確保されるが，オトガイ唇溝が消失する．Donor site は縫縮した（図 18）．

症例 10：Mustarde flap

54 歳，女性．左上眼瞼マイボーム腺癌に対し，ほぼ上眼瞼全層全切除を行い，下眼瞼からの交叉皮弁で再建した．その後前葉は rotation advancement cheek flap で再建した．また下眼瞼睫毛を眉毛より柱状移植してより自然な外観を得た（図 19）．

考 察

Color and texture の観点から顔面では局所皮弁の適応が広い．最大の欠点である donor site の醜状をいかに解決するかが課題となる．方策は鼻唇溝や鼻翼溝など解剖学的な溝皺に一致させること，下顎縁下後方や耳介後部など陰になる部分を利用すること，無駄の少ない最小の皮弁を作図することなどである．Aesthetic subunit の概念を導入すると欠損側も donor site 側もさらに選択肢が増えることになる[9]．局所皮弁は donor site と欠損部の術野を共通し習熟すれば手技は容易で結果が整容的に優れ，血流の豊富な顔面では皮弁壊死のリスクも低い．症例 8 や 9 のようにかなりの大きさの皮弁も利用できる．Donor site は一次縫縮できることが原則で組織拡張器を利用することにより，より大きな局所皮弁の利用も可能となる[10]．

ここに列挙した局所皮弁の他にも axial frontonasal flap[11]，Rintala flap[12]，bilobed flap，trilobed flap，Denonvillier flap，cervicofacial flap など枚挙に暇がない．皮弁の位置，種類，血管系などによってそれぞれの名称がつけられているが原理的には前進皮弁や転位皮弁であり，あるいは皮下茎皮弁である．Color and texture match や組織構造の点から外鼻の再建には scalping forehead flap，Rintala flap，axial frontonasal flap のように前額あるいは眉間の皮膚がよく，また症例 2 のように頰部からの前進皮弁が適応で上眼瞼のように薄い皮膚には lateral orbital flap[13]が適応となるが，再建する部位，形，年齢によって各症例ごとに何らかの工夫を加えて局所皮弁を作図すべきであって決して画一的なものではないことを銘記すべきである．

局所皮弁の一般的注意点として，皮弁の移動は皮弁が元の位置に戻ろうとする力が存在し再建部に歪みや変形を生じやすいこと，その力のベクトルは作図した皮弁ごとにあらかじめ予測可能であること，瞼裂や口裂，鼻孔などの遊離縁に皮弁が接触する場合はこのベクトルと遊離縁は平行な角度を持ち，決して直交しないよう留意すること，さらに下眼瞼では重力による下眼瞼縁の下垂が生じやすいので，皮弁の重みが下眼瞼縁に作用しない固定を考えること，皮弁移動を容易にするため pivot point にいたる広範囲の皮下剝離をすること，皮下茎皮弁では茎付着部近位の皮島下部に back cut を入れて皮島辺縁が陥凹するのを予防すること，などが重要留意点である．顔面局所皮弁では血流の考慮はあまり必要でなく乱軸型皮弁が自由に利用でき作図の自由度が高く瘢痕の目立たない皮弁の作図を優先すべきである．

再建すべき欠損の大きさ，位置，立体構造，皮膚と粘膜などの質的構造などの条件を満たすために複数の局所皮弁で再建することや遊離植皮，遊離粘膜移植などを併用することもある．

局所皮弁として動脈皮弁の利用も茎を長くできることで活用できる．滑車上動脈を栄養血管とす

る正中前額皮弁，浅側頭動脈を使った側頭有毛部からの眉毛再建，その他 Abbe flap，Estlander flap，fan-shaped flap，gate flap，Mustarde flap，そして眼角動脈と顔面動脈の交通による逆行性顔面動脈皮弁[9]などがある．顔面は局所皮弁の宝庫としてその再建は術者の懐に委ねられている．

文献

1) 小川　豊：Z-plasty による組織の移動．形成外科．36：733-740, 1993.
   Summary　拘縮のある部位でのZの中心脚は外側脚より長くする．
2) Kasai, K., et al.：Alternating-pattern Z-plasties in association with V-Y advancements：A new idea of multiple Z-plasties. Plast Reconstr Surg. 88：353-356, 1991.
   Summary　円筒形の曲面に円筒の軸に平行な連続Z形成をする時はZの方向を互い違いにするのがよい．そうすることにより円筒を捩じった時，歪みが均等化される．
3) 小川　豊：顔面頚部に作成出来る小皮弁．形成外科．42：S203-S209, 1999.
4) 小川　豊：顔面における種々の皮下茎皮弁．各種局所皮弁による顔面の再建　最近の進歩．小川豊編．34-44, 克誠堂出版, 2000.
5) 小川　豊：義眼床再建　眼瞼・義眼床の再建．小川　豊．61-114, 克誠堂出版, 2006.
   Summary　Lateral orbital flap の皮島下に皮島の範囲を超えて十分量の皮下脂肪を付加すると義眼床再建時の眼窩の充填に好都合である．
6) Estlander, J. A.：Eine Methode aus der einen Lippe Substanzverluste der anderen zu ersetzen. Arch Klin Chir. 14：622, 1872.
7) Fujimori, R.："Gate flap" for the total reconstruction of the lower lip. Br J Plast Surg. 33：340-345, 1980.
   Summary　広範囲下口唇全層欠損に鼻唇溝両側に作成した全層の皮弁を内側に約 90°回転して再建する．必ずしも顔面動脈を含まない．
8) Nakajima, T., et al.：Reconstruction of the lower lip with a fan-shaped flap based on the facial artery. Br J Plast Surg. 37：52-54, 1984.
   Summary　広範囲下口唇全層欠損に顔面動脈を含む全層の皮弁を両口角外側に作成しスライドさせて欠損を再建する．
9) 中川嗣文ほか：特殊な局所皮弁による外鼻再建．PEPARS. 58：40-48, 2011.
   Summary　外鼻をいくつかの aesthetic subunit に分け，それに合わせて局所皮弁を組み合わせて外鼻再建をする．それに則って逆行性顔面動脈皮弁で外鼻再建をする．
10) Yanaga, H., et al.：Eyelids and eye socket reconstruction using the expanded forehead flap and scapha composite grafting. Plast Reconstr Surg. 108：8-16, 2001.
    Summary　あらかじめ前額皮膚を組織拡張器で伸展させてから前額皮弁として義眼床再建をする．
11) Marchac, D., et al.：The axial frontonasal flap revisited. Plast Reconstr Surg. 78：686-694, 1985.
12) Rintala, A. E., et al.：Reconstruction of midline defects of the nose. Scand J Plast Reconstr Surg. 3：105-108, 1969.
    Summary　眉間に上下に作成した長方形の皮弁を下方に前進させて鼻背の再建をする．眉毛直上で三角皮膚切除して dog ear を修正する．
13) Ogawa, Y., et al.：Application of the lateral orbital flap to reconstruction of the upper and lower eyelids and the eye socket after enucleation. Ann Plast Surg. 66：360-363, 2011.
    Summary　外眼角ともみあげの間に皮下茎皮弁を作成し上下眼瞼や義眼床の再建をする．

Monthly Book Derma. デルマ

皮膚科医向けオールカラー月刊誌

編集主幹／塩原 哲夫（杏林大学教授）
　　　　　照井　正（日本大学教授）

２０１４年最新増刊号のお知らせ

「初歩から学べる皮膚科検査の実際」

No.216　2014年4月増刊号

編集企画：常深祐一郎（東京女子医科大学講師）

定価：本体 5,400 円＋税　B5判　228 ページ
ISBN：978-4-88117-879-9 C3047

検査前に準備すべき物品や薬品，実際の手順を豊富な図や写真を用いてまとめ，その原理についても分かりやすく解説．日常診療の一助としてぜひ本書をお役立てください．

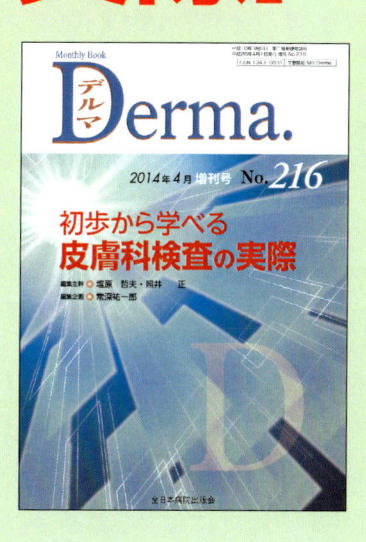

目次

パッチテスト・プリックテスト……………高山かおる	ハンセン病の検査……………………山口さやかほか
食物アレルギーの検査……………………千貫　祐子ほか	疥癬の検査………………………………和田　康夫
薬疹の検査………………………………渡辺　秀晃	単純疱疹・帯状疱疹の検査……………渡辺　大輔
重症薬疹(DIHS，SJS，TEN)の検査……藤山　幹子	皮膚リンパ腫の検査(遺伝子再構成)……濱田　利久
光線過敏症の検査………………………川原　繁	皮膚リンパ腫の検査(免疫染色)………菅谷　誠
抗核抗体・自己抗体……………………浅野　善英	皮膚病理(特殊染色・免疫染色)………安齋　眞一
皮膚疾患の遺伝子診断…………………中野　創	電子顕微鏡………………………………井川　哲子ほか
水疱症の検査(蛍光抗体法)……………石井　文人	ダーモスコピー(メラノサイト系)……皆川　茜
水疱症の検査(免疫ブロット法・ELISA法)	ダーモスコピー(メラノサイト系以外)…外川　八英
……………………………………………山上　淳	トリコスコピー…………………………乾　重樹
血管炎の検査……………………………陳　科榮	画像検査(超音波検査)…………………大畑　恵之
循環障害の検査…………………………大久保佳子	画像検査(CT，MRI，PET/PET-CT など)
真菌鏡検…………………………………常深祐一郎	……………………………………………北村　真也ほか
真菌培養・深在性真菌症の検査………畑　康樹	発汗機能検査……………………………西澤　綾
梅毒の検査………………………………尾上　智彦ほか	乾癬の生物学的製剤使用のための検査…伊藤　寿啓
抗酸菌の検査……………………………四津　里英ほか	皮膚疾患の QOL 評価…………………加藤　則人

全日本病院出版会

〒113-0033　東京都文京区本郷 3-16-4　Tel：03-5689-5989
http://www.zenniti.com　Fax：03-5689-8030

おもとめはお近くの書店または弊社ホームページまで！

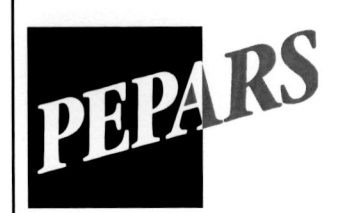

顔面の遊離植皮術

西野健一[*1] 奥田良三[*2]

Key Words：遊離植皮術 (free skin grafting)，全層植皮術 (full-thickness skin grafting)，分層植皮術 (split-thickness skin grafting)，エステティックユニット (aesthetic unit)，顔面 (face)

Abstract 外傷あるいは腫瘍切除により生じた顔面の皮膚欠損創に遊離植皮術を行う場合，機能性は当然のことながら整容性にも配慮しなければならない．González-Ulloa の aesthetic unit 以来，様々な unit が提唱されているが，その問題点を理解するとともに，整容的に質の高い遊離植皮術を行うためには，移植床の準備，植皮術の適応，採皮部の選択，固定法，後療法について知っておくことが重要である．また，皮膚欠損の原因が熱傷など瘢痕拘縮が問題となる場合と腫瘍切除後のようにそうでない場合では多少手術法が違ってくることも知っておかなければならない．

はじめに

遊離植皮術の手技については現在ほぼ確立していると言える．しかし，顔面の再建においては単に皮膚が生着すればよいというものではなく，color match, texture match, contour など整容性が強く求められ，これらの条件を満足させられる結果を出すことは現在でも難しい．広範囲熱傷救命患者の社会的予後の調査[1]でも，社会復帰したものがごくわずかであり，その最大の障壁が顔面の醜形であることがそのことを物語っている．

今回の企画は後期研修医・外科系医師を対象としたものであるから，遊離植皮術の基本的事項および手術法の実際をできるだけわかりやすく解説する．本稿では初めに移植皮膚の生着過程について述べ，生着を阻害する因子について理解を深めた上で，実際の手術にあたってどのような種類の植皮術を選択すればよいのか，どのような場合が適応となるのか，よい結果を得るための皮膚採取法，固定法，術後管理，後療法について言及する．

遊離植皮術の基本的事項

1．移植皮膚の生着過程

一般的に自家植皮片の生着過程は，移植後2日目までの血清浸染期と3日目以降の血行再開期に大別される．

A．血清浸染期 (図1-a)

植皮片と移植床との間に血漿が漏出し，フィブリン網の形成により植皮片が固着する時期である．血清は一方通行的に植皮片内に吸収され，乾燥予防と植皮片内の既存血管を拡大させるとされている[2)3)]．

B．血行再開期 (図1-b)

移植床と植皮片内の ㋑ 既存血管同士が吻合し，さらに ㋺ 移植床からの血管新生，㋩ 側面からの架橋による血管再構築がなされ血行が再開する[4)]．

2．植皮片生着の条件と阻害因子 (図2)

上述のような生着がスムーズに進行するためにはいくつかの条件が必要となる．まず移植床が十分な血流を有する組織でなければならない．骨，

[*1] Kenichi NISHINO, 〒602-8566 京都市上京区河原町通広小路上ル梶井町465 京都府立医科大学形成外科，病院教授
[*2] Ryozo OKUDA, 〒602-8026 京都市上京区釜座通丸太町上ル春帯町355-5 京都第二赤十字病院形成外科，部長

図 1.
遊離植皮片の生着過程
　a：血清浸染期（移植後 2 日目まで）
　　移植片と移植床との間に血漿が漏出し，フィブリン網の形成により植皮片が固着する．血清は植皮片内に吸収され，乾燥が予防される．
　b：血行再開期（移植後 3 日目以降）
　　植皮片内と移植床の既存血管が ㋑ 吻合，㋺ 新生，㋩ 側面からの架橋により血管再構築がなされ血行が再開する．

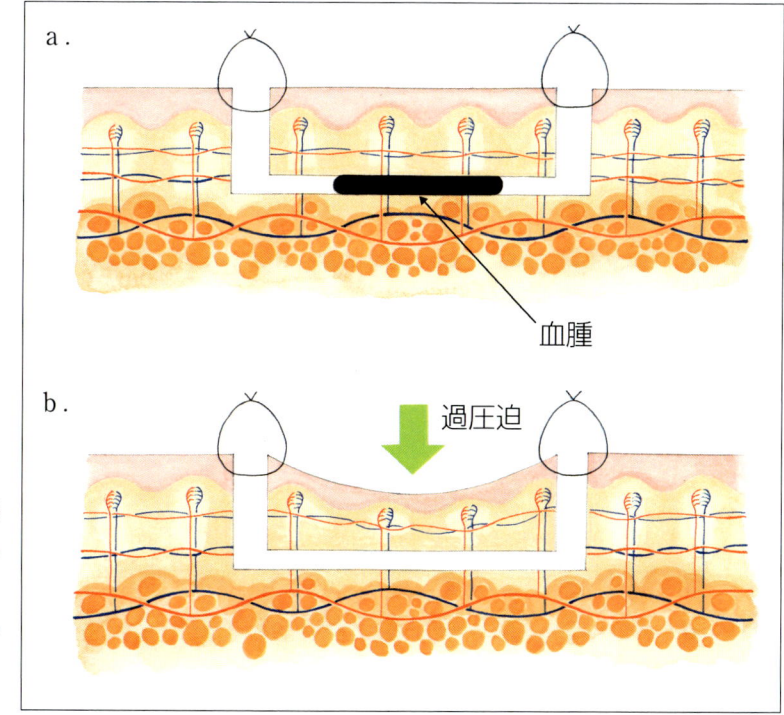

図 2.
植皮片生着の阻害因子
　a：移植片と移植床との間に血腫や感染が起こると血管再構築が妨げられ植皮片は生着しない．
　b：移植片にかかる圧が強すぎると血流が阻止され植皮片は生着しない．

腱が露出した部位には眼窩などの例外はあるが通常生着が困難である．移植片と移植床との間に血腫が生じたり，移植片に過圧迫がかかったりすると血管再構築が妨げられ生着しない．また，感染が起こると細菌毒素により植皮片が溶解する．

したがって，遊離植皮術において良好な結果を得るためには，移植床の壊死組織除去と十分な止血，皮膚片の厚さの選択，植皮片の固定法，安静保持，感染対策などに習熟する必要がある．

3．遊離植皮術の種類

遊離植皮術は皮膚の厚さにより全層植皮術（full-thickness skin grafting）と分層植皮術（split-

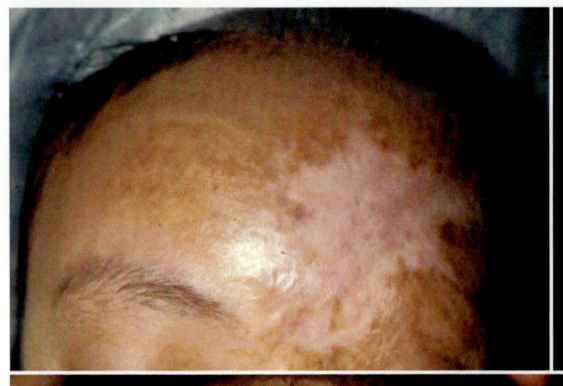

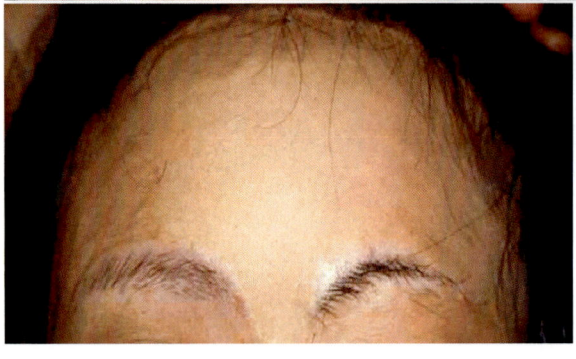

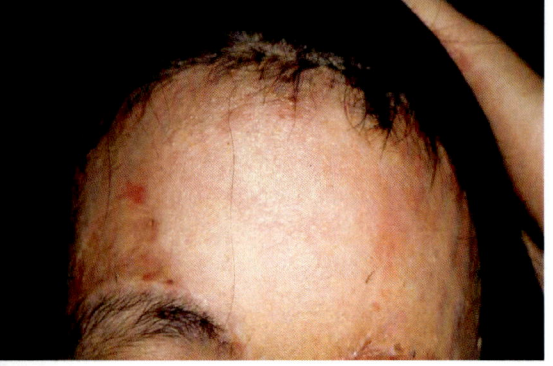

図 3.
前額部への遊離植皮術
　a：前額部に熱傷による瘢痕，色素脱失を認める．
　b：分層植皮術(厚さ 12/1000 inch)を施行した．術後 6 か月
　c：左眉毛の再建を行った．初回手術後 2 年

thickness skin grafting)に分けられる．全層植皮術は真皮深層に入り込んだ脂肪をほぼ完全に切除し移植するので，皮膚生着後に収縮(二次)および硬化が起こる．真皮下の疎性結合組織を付けて移植すると皮下血管網が温存され，血行再建に有利であり，その結果色素沈着，硬化が起こりにくい．この方法を特に含皮下血管網全層植皮(preserved subcutaneous vascular network skin grafting)と言う[5]．

　分層植皮術は植皮片の厚さにより薄め，中間，厚めに分けられる．薄いほど生着しやすいが，全層植皮術と比較して収縮(二次)，色素沈着を起こしやすい．植皮片を網状にしたものを移植する方法を網状植皮術(mesh skin grafting)と言い，より広い面積を被覆することができる．一般的に移植する皮膚が薄いほど生着しやすく，網状植皮術ではドレナージ効果も加わり，感染創でも生着しやすい．

4．適　応

　顔面の再建においては color match，texture match，contour など整容性を考慮しなければならず皮弁が第一選択となることが多い．しかし，熱傷などの外傷や腫瘍切除後に一時的に欠損創の被覆が必要な場合や欠損創が広範囲に及ぶ場合は遊離植皮術の適応となる[6]．整容的には全層植皮術の方が優れているが，広範囲熱傷の初期治療など救命が優先される場合は，分層植皮とすることもある．その場合，網状植皮術は広範囲を被覆することができ，ドレナージ効果も加わり感染抵抗性も強いが，生着した皮膚が網状となるため整容的には不十分である．一般に整容性を重要視する場合には全層植皮，特に含皮下血管網全層植皮を用いることが基本である．また，後述する aesthetic unit を考慮して局所皮弁と植皮術を併用することも多い．また，移植する部位によって植皮の種類および採皮部位を考慮する必要がある．以下，部位別に筆者の考えを述べる．

A．前額部

　必ずしも全層植皮でなくてもよい．厚めの分層植皮で整容的にも良好な結果が得られる(図 3)．

B．眼瞼部

　瘢痕拘縮を伴う場合，再拘縮が起こりやすい．そのため通常瞼板縫合を行い可能な限り大きく全層植皮する．腫瘍切除後など瘢痕拘縮がない場合は，若干大きめに移植する程度でよい．また，内眼角部においては直径 15 mm 程度の欠損であれ

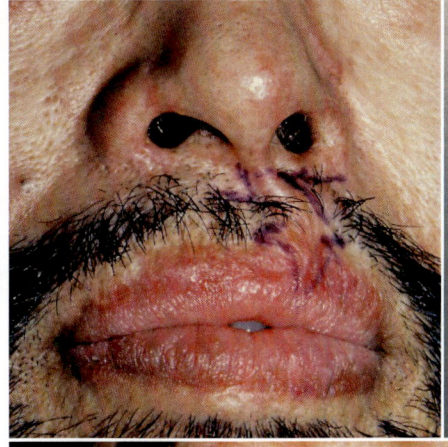

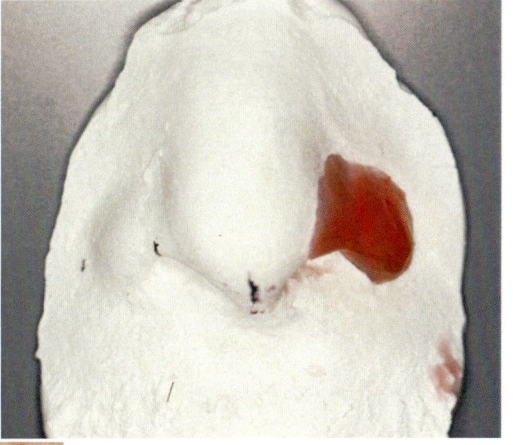

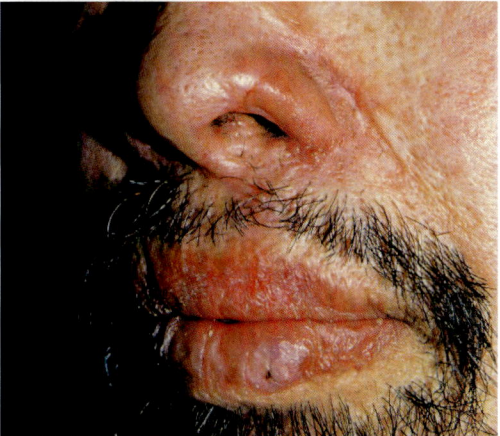

図 4.
鼻翼部の再建
　a：熱傷による上口唇の瘢痕拘縮および左鼻翼の欠損を認める．
　b：石膏モデル作成により鼻翼欠損部の大きさを確認した．
　c：左耳介からの composite graft による左鼻翼再建を行った．術後 1 年
　d〜f：皮膚腫瘍切除後の左鼻翼全層欠損．Nasolabial flap を反転皮弁とし，その上に全層植皮を行った．術後 1 年(f)

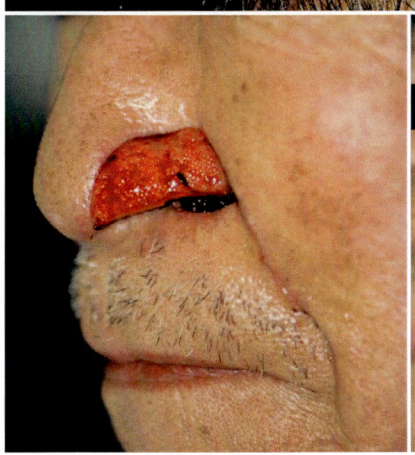

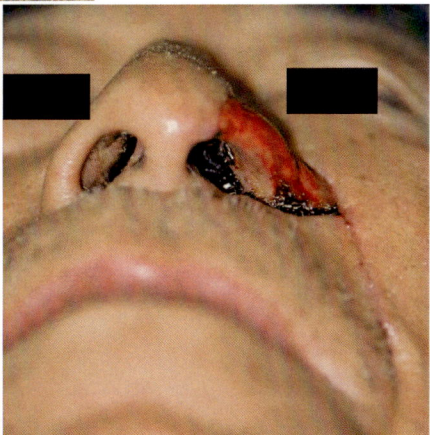

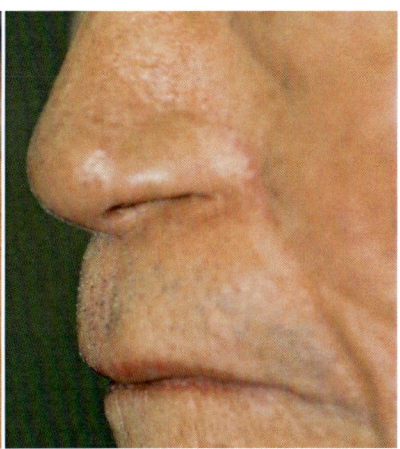

ば植皮せずにオープン療法とするか，あるいは人工真皮貼付によっても良好な結果が得られる．

C．頬部

面積が広いためドラム型デルマトーム（図 8）で採皮した厚めの分層植皮がよく用いられる．全層植皮でもよいが表情が乏しくなる傾向がある．

D．鼻部

欠損部分が大きければ局所皮弁の方が優れているが，範囲が小さければ unit を考慮した植皮術の適応となる．鼻翼部の全欠損の場合には皮弁と植皮を組み合わせる（図 4-d〜f）か，耳介からの composite graft（図 4-a〜c）が優れている．

E．口唇部

眼瞼同様やや大きめに全層植皮し，人中や赤唇縁は二次的に再建した方がよい結果が得られる（図 5）．

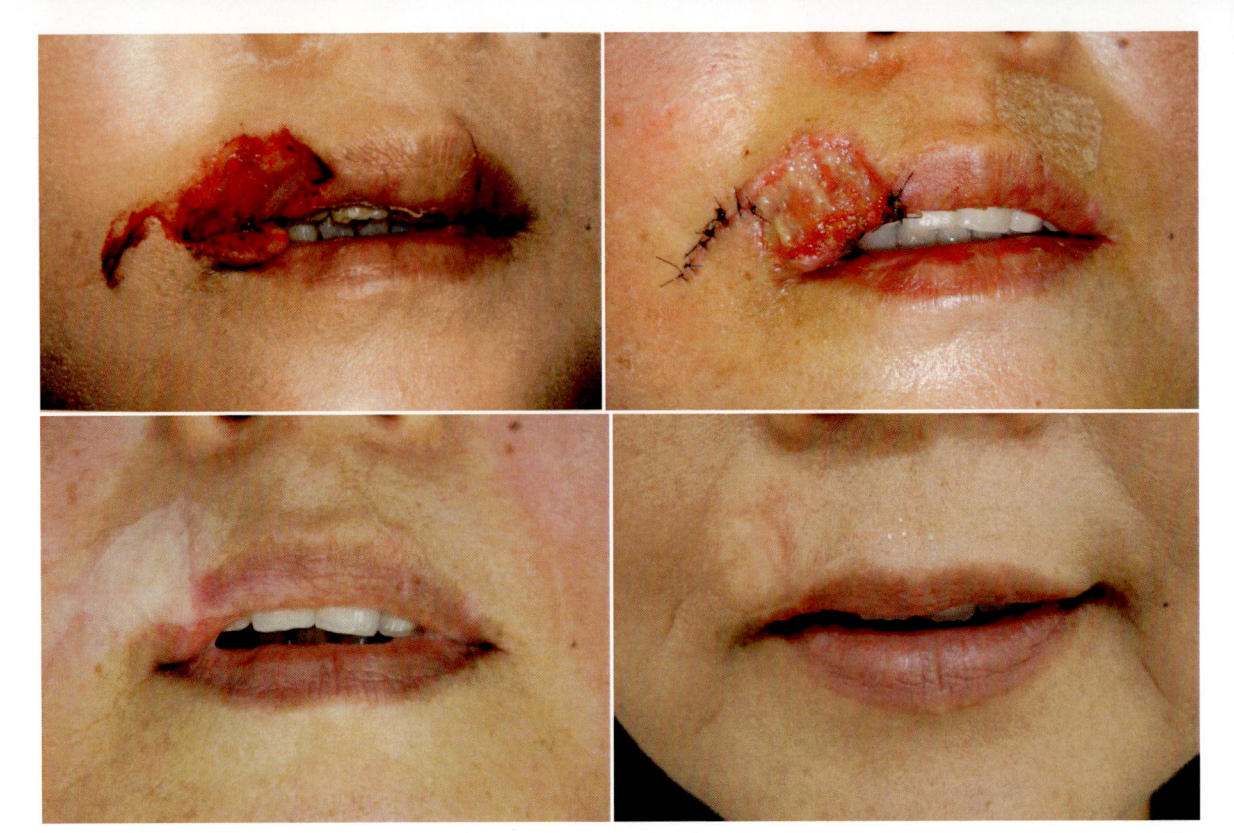

図 5. 上口唇への遊離植皮術

a b
c d

a：犬咬傷受傷時，近医救急受診．上口唇全幅の 1/3 ほどの組織欠損を認めた．
b：近医にて縫合処置を受けるが，組織欠損が認められたため当科紹介され受診した．
c：受傷 20 日目にデブリードマンと全層植皮術(含皮下血管網全層植皮術)をやや大きめに施行した．皮膚は右鎖骨部より採取した．術後 1 年の状態を示す．
d：受傷 6 か月目に瘢痕拘縮形成術を施行し，赤唇縁の形態を修正した．修正術後 6 か月の状態を示す．
(本症例は，岩科裕己，西野健一：きれいに傷を治す―犬咬傷の評価と治療法―．創傷．4(1)：3-8, 2013, 図 1 と同一症例であり，許可を得て転載した．)

F．耳介部

皮弁では厚すぎることが多く，植皮術の方が優れている．皮膚腫瘍切除後であれば全層植皮術あるいは厚めの分層植皮術がよい．新鮮熱傷においては軟骨炎を併発すると高度変形をきたすので，できるかぎり早期に植皮を行う[7]．

5．採取部位とその問題点

遊離植皮の採皮部は可能な限り再建部位の近くを選択することが原則である．また，広範囲の移植が必要な時は採皮部を 1 か所にして，移植された皮膚の色調，質感を統一する．顔面への全層皮膚移植の採皮部として適切なのは，耳介後面部，耳介後部，鎖骨部，上腕内側部などである．欠損が小範囲であれば耳前部，眼瞼部，頤下部からも採皮できる．欠損部に大きな全層皮膚が必要な場合，採皮部の縫縮が可能な expanding skin grafting が有効であるが，採皮できるまでに時間を要する欠点がある．

6．整容性(図 6, 7)

顔面の再建にあたっては輪郭，表情，皮膚の厚さ，皺，色調などが整容性に大きな影響を与える．González-Ulloa はこれらの特徴を考慮した aesthetic unit に従って再建することにより整容的に優れた成績を得られると報告した[8]．図 7 に unit 理論に従った場合(a)と従わなかった場合(b)の自験例を呈示する．Color match, texture match とも unit 理論に従った方が優れていることがわかる．Unit 理論を理解し，それに従うのが原則で

図 6.
Aesthetic unit
右側は従来の aesthetic unit, 左側は mini-unit. これ以外にも瘢痕拘縮を考慮した aesthetic unit など様々なものが提唱されている.

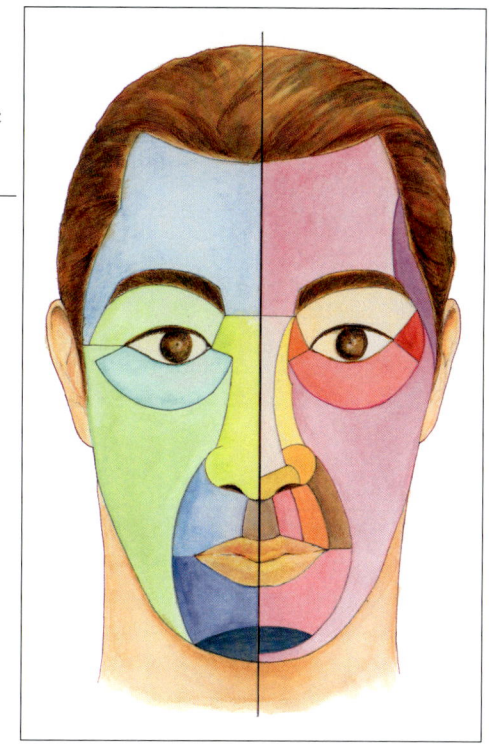

ある. その場合, 二次収縮を考慮して unit よりやや大きめに植皮を行い, 隣接する unit は同時に行わない方がよい[9]. また, 熱傷など瘢痕拘縮がある場合には, それらを加味した unit にすべきであり, 村上らは独自の unit を提唱している[9].

しかし, 日本人の場合, 顔貌の特徴, 肥厚性瘢痕となりやすいことなどから必ずしも González-Ulloa が提唱した unit にこだわらなくてもよいとする意見もある[10]. 筆者も皮膚欠損が小さい場合は無理に unit に合わせなくてもよいと考える. その場合, 小さな範囲における整容性を目指した subunit[11], miniunit[12] を参考にしている.

また, 生着率向上のため植皮片にドレナージ用の切開を加える場合があるが, 切開部が瘢痕となるため整容性を重視する顔面の植皮術では行ってはならない.

顔面遊離植皮術の手技

1. 移植床の準備

創面の壊死組織や不良肉芽はデブリードマンして血行のよい移植床を準備する. 腱が露出している場合は周囲の軟部組織で被覆し, 骨が露出している場合は皮質を削って海綿骨を露出させれば皮膚は生着するが, 広範囲になる場合は皮弁の方がよい. 移植床に瘢痕拘縮があれば, できるだけ拘

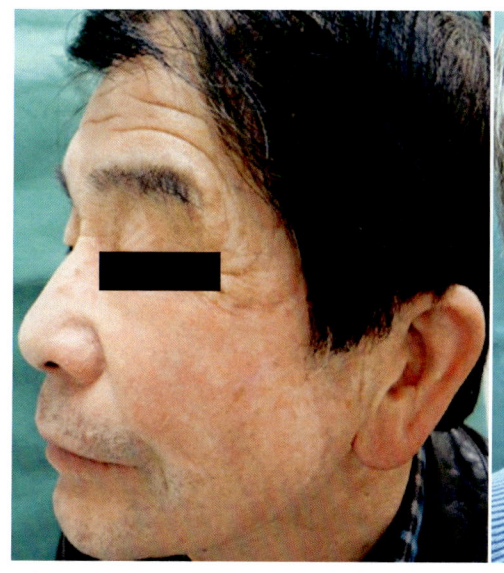

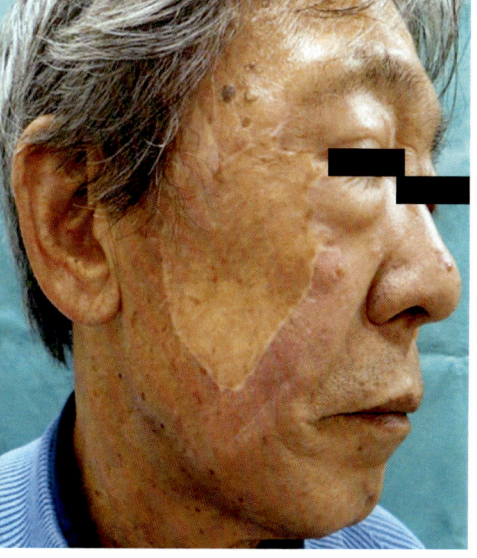

a|b **図 7.** Aesthetic unit 理論に従った場合と従わなかった場合の比較
　a：左頬部の有棘細胞癌切除後に unit 理論に従って厚めの分層植皮術を行った.
　　Color match, texture match ともに優れていた.
　b：右頬部の有棘細胞癌切除後に unit 理論に従わずに厚めの分層植皮術を行った.
　　周縁皮膚との color match, texture match が劣っていた.

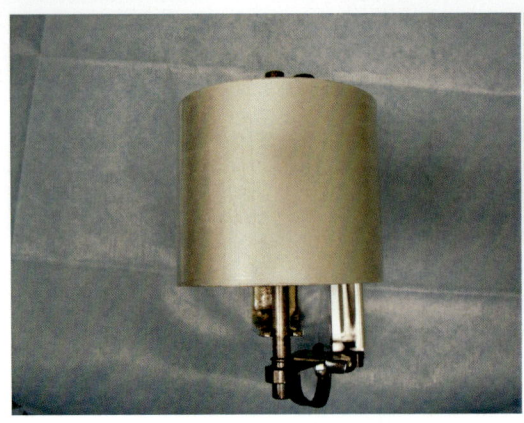

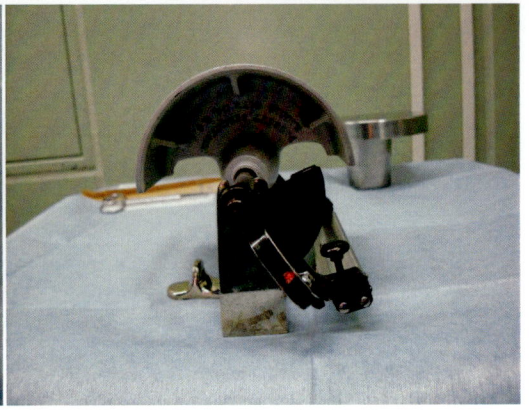

図 8. ドラム式ダーマトーム
大きな植皮片を採取するのに適している.

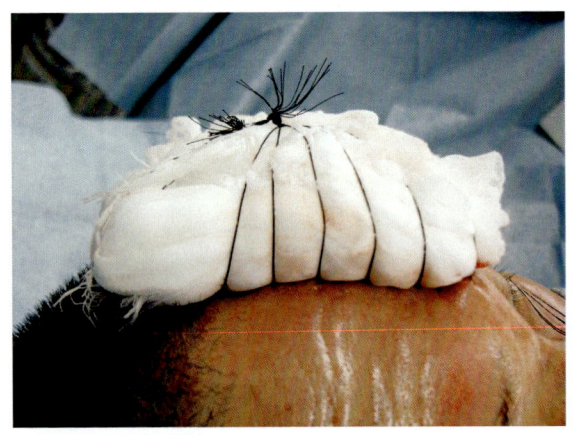

図 9. タイオーバー固定
縫合糸を切らずに長く残しておき, 植皮片上においた綿花やガーゼを固定する. 植皮片とその上のガーゼが固着しないよう, 間にワセリンを塗ったシリコンガーゼを挟む. 固定終了時に植皮片上のガーゼが創縁から少し張り出しているようにすると植皮片全体に圧迫が均一となる.

縮を解除しておく. 面状の瘢痕で拘縮が軽度な場合, 瘢痕を全切除せずに薄く残して瘢痕下に脂肪組織がうっすらと見えるぐらいにし, 移植床を平坦にしておくと血腫ができにくくなり, 生着し易い. 床面の出血はできるだけ丁寧に止血しておく.

2. 採皮法

全層植皮の場合, 採皮部は可能な限り再建部位の近くを選択するのが原則である. 通常, メスで採取し, 採皮片の皮下脂肪は曲剪刀で除去する. 採皮部は縫縮する. 分層植皮の場合, 小さな植皮片はフリーハンドナイフや剃刀で採取できるが, 大きな植皮片が必要な場合はドラム式ダーマトームが必要となる(図8). 手技は慣れればそれほど難しくはないが, 採取する皮膚の厚さの設定には注意を要する. ドラム面に両面テープを貼り, 次にテープ面にダーマトームの刃を軽くあてその時の目盛を確認し, その値に採取しようとする厚さを加えた目盛に設定しなければ正確な厚さの皮膚は採取できない. ドラムを支持する左手の採皮部への圧力, 力の方向によっても若干厚さが変わるので, 採取した皮膚の厚さを毎回チェックして, 自分の癖をつかんでおくとよい.

3. 固定法(図9)

植皮片の皮下に血腫ができないようにするために固定は重要である. 通常, 縫合糸を切らずに長く残しておき, 植皮片上においた綿花やガーゼに緊張が均一にかかるようタイオーバー固定する. 筆者は縫合糸がずれにくいナイロン撚糸を使っている. また, 植皮片の二次収縮を最小限に抑えたい場合は, 埋没縫合を行っている. タイオーバー固定を行う前に植皮片下にサーフロ針の外筒を差し込んで, 生食でよく洗浄することが大切である. 植皮片とその上のガーゼが固着しないよう, 間にワセリンを塗ったシリコンガーゼを挟むとよい. 固定終了時に植皮片上のガーゼが創縁から少し張り出しているようにすると植皮片全体に圧迫が均一となる. また, 立位になった時, 固定したガーゼの重みで植皮片にずれが生じないよう, タイオーバー周囲の隙間にガーゼを入れておく.

4. 術後管理

移植部の安静保持が重要である. 顔面遊離植

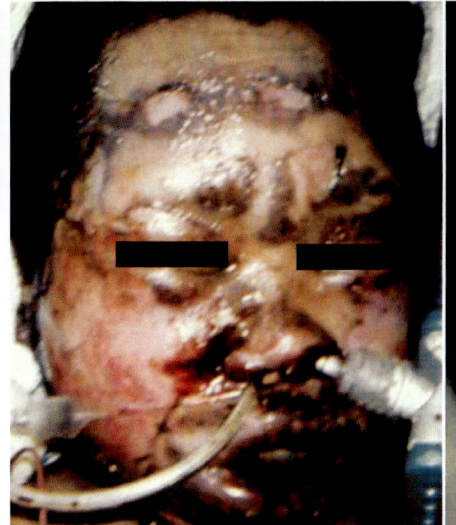

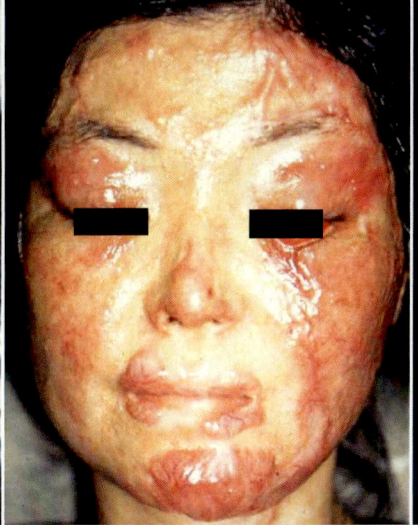

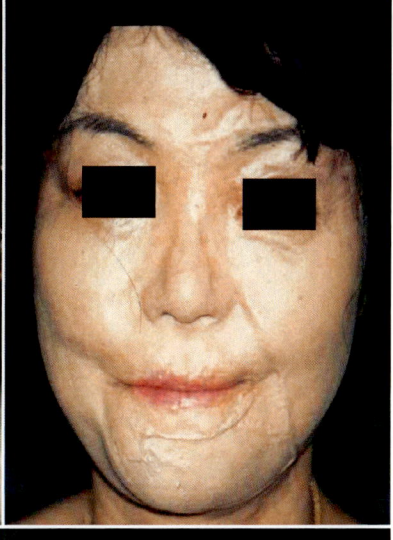

図 10.
症例 1：42 歳，女性．火炎により受傷
 a：受傷時．熱傷面積 12％，深度 Ⅱ・Ⅲ度．気道熱傷を伴っていた．
 b：受傷後 9 か月．顔面に瘢痕拘縮を認める．開口障害，左閉瞼障害を認めた．
 c：複数回に分けて植皮術を施行した．術後は化粧による紫外線防御を行った．
 d，e：術後 5 年．薄化粧で日常生活が送れている．

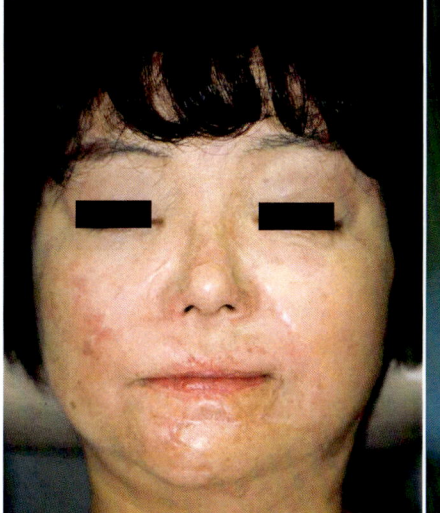

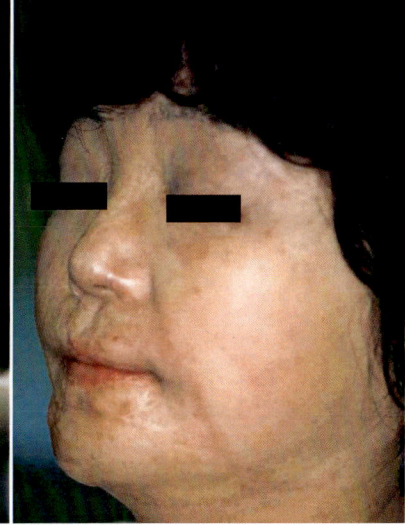

術の場合，咀嚼の影響を受けやすいので食事は術後 7 日間軟食としている．術後 3 日目にタイオーバーの隙間から植皮部の血腫，感染の有無を観察する．広範囲に血腫ができている場合はタイオーバーを解除して血腫を取り除く．血腫がなければタイオーバーは 7 日目に除去する．

5．後療法

移植皮膚の生着後にも収縮(二次)が起こるため，圧迫と伸展固定を 6 か月行う．移植皮膚は紫外線により色素沈着をきたしやすいので，日焼け止めクリームを 1～2 年間使用するよう厳重指導する．特に，タイオーバー除去時に水疱を認めた場合は，後に色素沈着，硬化を起こしやすいので後療法を長期間行う必要がある．

症　例

症例 1：42 歳，女性(図 10)

患者は火炎により受傷した．顔面・頸部・両上肢・両手に熱傷面積 12％，深度Ⅱ度・Ⅲ度で気道熱傷を伴っていた(a)．両手および両上肢は外科的治療を行い，その他は保存的に治療した．受傷 9 か月後に顔面の瘢痕拘縮に対して複数回に分けて手術を計画した(b)．最初に口唇周囲の瘢痕拘縮による開口障害を改善するため皮弁による再建を行った．頤部の肥厚性瘢痕に対しては全層植皮術を行った．4 か月後に左下眼瞼部，左頰部に瘢痕拘縮を解除するとともに左胸部からの全層植皮術を行った．さらに 4 か月後，左上眼瞼部と鼻尖

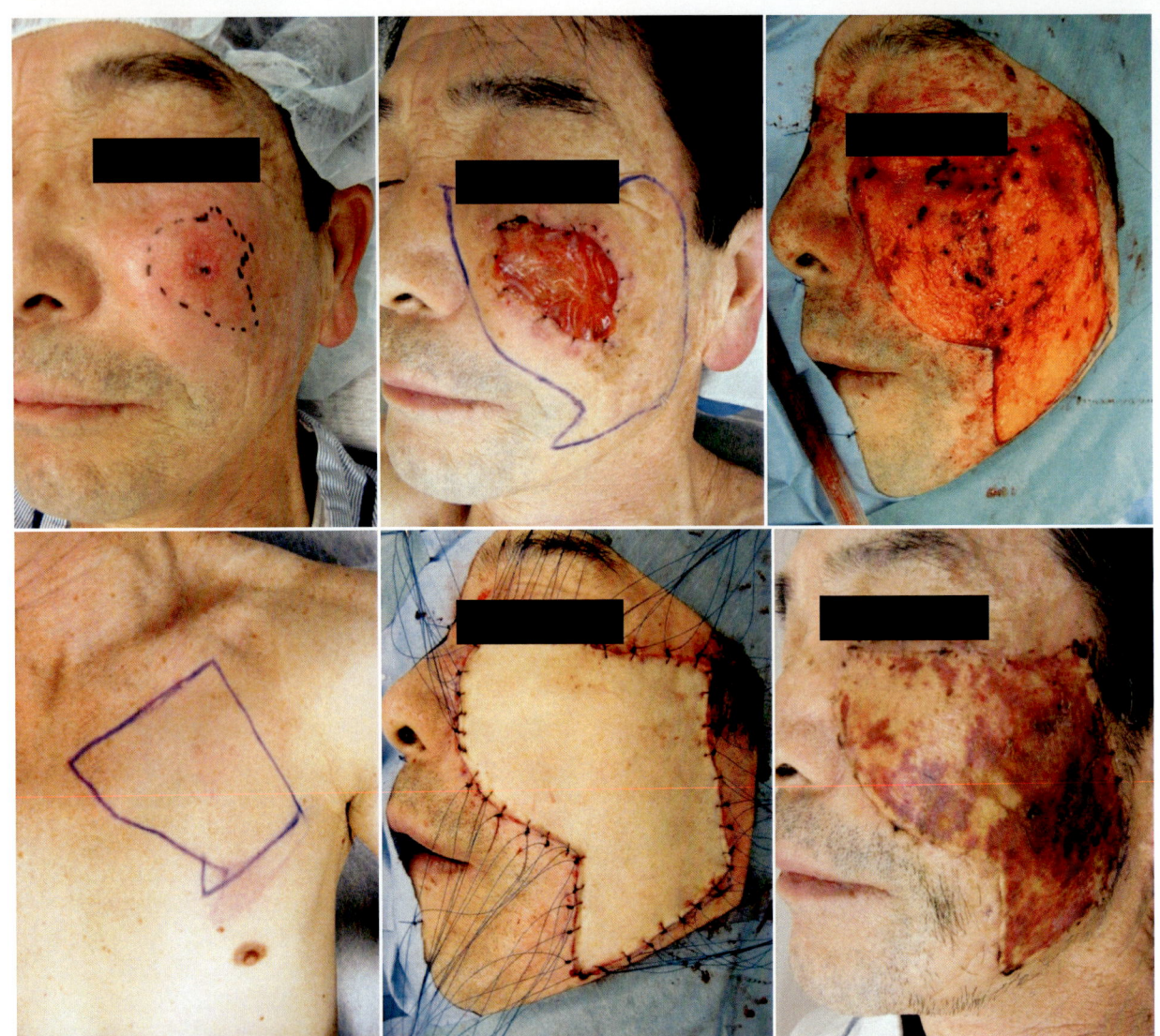

図 11.
症例 2：68 歳，男性．有棘細胞癌切除後に厚めの分層植皮術を行った．

　a：左頬に発赤，痂皮を認め，生検した．病理検査の結果は日光角化症であった．
　b：局所麻酔下に腫瘍を切除し，ペルナック®を貼付した．
　c：病理検査の結果，断端部は日光角化症，中心部は有棘細胞癌であったので aesthetic unit を考慮した拡大切除術を行った．
　d～f：皮膚欠損部には全層植皮術（含皮下血管網全層植皮術）を行った．
　g：術後 5 年．腫瘍の再発はなく，整容的にも問題は生じなかった．

部に耳後部よりの全層植皮術を行い，その2週間後に右上眼瞼に全層植皮術を施行した．なお，両側上眼瞼に対しては aesthetic unit を考慮するとともに，植皮部の伸展，安静を目的として瞼板縫合を行った．その後，植皮部周縁の瘢痕に修正を追加するとともに十分な化粧による遮光を長期間行った(c)．術後5年目の薄化粧した状態を呈示する(d, e)．術前に認めた両側の下眼瞼外反および口唇周囲の瘢痕拘縮による開口障害は改善され，植皮部の色素沈着も目立たず，整容的にも本人が満足されたため治療終了とした．

症例 2：68歳，男性(図11)

左頬部に発赤と痂皮を認め，生検により日光角化症と診断した(a)．局所麻酔下に腫瘍を切除し欠損部に人工真皮ペルナック®を貼付した(b)．病理組織検査の結果，切除腫瘍の中央部に有棘細胞癌，断端部に日光角化症を認めたため拡大切除術を施行した(c)．手術は aesthetic unit を考慮して行い，欠損部には左鎖骨部より採取した全層植皮術(含皮下血管網全層植皮術)を行った(d～f)．植皮片は 5-0 PDS で疎に真皮縫合した後，通常のタイオーバー固定を行った．抜糸は1週間後に行った．採皮部には大腿部より分層植皮術を行った．術後は軽度皮下出血を認めたが，壊死に陥ることなく完全生着した．術後5年間観察したが，腫瘍の再発はなく整容上の問題も生じなかった(g)．

まとめ

遊離植皮の生着過程，生着条件と阻害因子について解説した．阻害因子として血腫，感染などが挙げられる．実際の手術にあたっては unfavorable result に陥らないよう細心の注意が必要である．移植床の準備，採皮法，固定法，術後管理，後療法について基本的事項を解説した．顔面の再建にあたっては整容性が重要であり，植皮術の種類の選択と aesthetic unit 理論を理解する必要がある．移植部位別の適応と問題点について実際例を呈示するとともに筆者の考えを述べた．

文 献

1) 青木 律：広範囲熱傷救命患者の社会的予後．熱傷．20：64-71，1994．
2) Converse, J. M.：Plastic circulation in skin grafts. Transplant Bull. 4：154-156, 1957.
   Summary 植皮の生着に関する動態についての研究報告．
3) Clemmensen, T.：The early circulation in split skin grafts. Restoration of blood supply to split skin autografts. Acta Chir Scand. 127：1-8, 1964.
   Summary 血清浸染期における動態についての有名な研究報告．
4) 倉田喜一郎：植皮術の歴史．植皮術の実際(第1版)．21-38，中外医学社，1972．
5) Tsukada, S.：Transfer of free skin grafts with a preserved subcutaneous vascular network. Ann Plast Surg. 4：500-506, 1980.
   Summary 色素沈着，硬化が起こりにくい含皮下血管網全層植皮術についての報告．
6) 田中克己ほか：顔面の遊離植皮術のコツ．PEPARS．34：15-22，2009．
7) 大久保正智ほか：熱傷耳介への植皮法．手術．39：329-333，1985．
8) González-Ulloa, M.：Restoration of the face covering by means of selected skin in regional aesthetic units. Br J Plast Surg. 9：212-221, 1956.
   Summary 整容性に大きな影響を与える aesthetic unit に関する報告．
9) 村上正洋ほか：顔面・頚部における遊離植皮術の適応と実際．PEPARS．2：44-52，2005．
   Summary Aesthetic unit の問題点を指摘し，顔面の遊離植皮術と皮弁の選択基準について解説．
10) 難波雄哉ほか：顔面の植皮と regional aesthetic unit．形成外科．31：805-810，1988．
11) Burget, G., et al.：The subunit principle in nasal reconstruction. Plast Reconstr Surg. 76：239-247, 1985.
12) Iwahira, Y., et al.：A miniunit approach to lip reconstruction. Plast Reconstr Surg. 93：1282-1285, 1994.

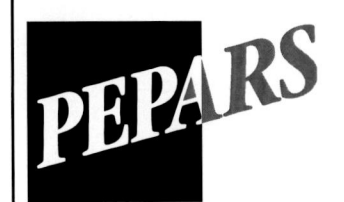

◆特集/コツがわかる！形成外科の基本手技—後期臨床研修医・外科系医師のために—

組織拡張器を用いた皮膚再建術

磯野伸雄[*1] 竹内正樹[*2]

Key Words：ティッシュ・エキスパンダー(tissue expander)，内視鏡的(endoscopic)，合併症(complication)，ドレーン(drain)

Abstract Tissue expansion 法では，どのような形状，容量のエキスパンダーを選択するかという術前計画が重要である．再建部位の大きさの 2～3 倍の伸展皮膚が必要になる．エキスパンダー挿入術は切除する病変部内に大きく切開する方法と小切開(1.5 cm 前後)，内視鏡補助下に行う方法がある．小切開，内視鏡補助下に行う場合は剝離鉗子を用いた皮下剝離を行う．合併症の発生はエキスパンダー手術の中断やエキスパンダーの除去に至ることがあり重要な問題である．小切開，内視鏡補助下に手術を行うことやリザーバードーム(RD)を利用した閉鎖式ドレーンの留置により，これらの合併症発生を低減することができる．

Tissue expansion 法の概念

Tissue expansion 法は皮下にシリコン製バックである組織拡張器(ティッシュ・エキスパンダー)を挿入し，一定期間内に徐々に膨らますことで正常皮膚を伸展させる方法である．これによって生じた余剰皮膚は母斑・瘢痕などの病変切除後の皮膚欠損に対する再建に利用することができる．また乳房再建時のインプラント挿入ポケット，耳介再建時の移植軟骨ポケット作成のために用いることもある．

エキスパンダーは拡張するシリコン製の本体，生理食塩水を注入するリザーバードーム(以下，RD)，それらをつなぐシリコンチューブで構成されている．エキスパンダー本体は立方体やフランクフルト型，クロワッサン型，円形など様々な形状や容量があり，病変部の大きさや再建部位に合うものを選択する．エキスパンダー本体に注入部分が一体になっているエキスパンダーもある．

Tissue expansion 法の利点は，隣接皮膚を再建に用いるために皮膚の色調や質感が一致し，また瘢痕や母斑など面の病変を線状の瘢痕として治癒させるため，整容的に優れた再建が可能となる．また植皮や皮弁術のように採取部の犠牲がない．

欠点として，一定期間エキスパンダーを皮下に留置し，皮膚の伸展を行うために，運動制限などの日常生活に若干の制限がある．そして生理食塩水の注入のため頻回に外来通院が必要となる．一時的であるが人工物を皮下に留置するため感染症などの合併症を生じることがある．手術回数もエキスパンダー挿入時と再建時の 2 回の手術が必要となる．

Tissue expansion 法は複数の手術を要するため，良好な手術結果を得るためには，術前の綿密な計画がとても重要である．最終的に得られる手術結果を念頭に置き，病変部の形状や挿入部位により必要とするエキスパンダーの大きさや個数を選択する．エキスパンダーの選択には若干の臨床

[*1] Nobuo ISONO, 〒190-0014 立川市緑町 3256 独立行政法人国立病院機構災害医療センター形成外科，医長

[*2] Masaki TAKEUCHI, 〒276-8524 八千代市大和田新田 477-96 東京女子医科大学八千代医療センター形成外科，教授

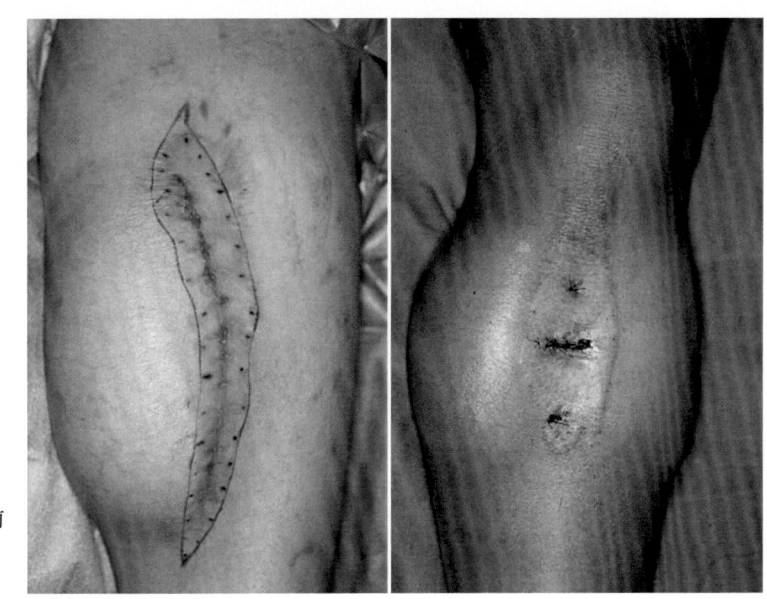

図 1
病変内に皮膚切開を加える.
　a：必要十分な皮膚切開を行う.
　b：内視鏡補助下では 1.5 cm 前後の小切開で手術を行う.

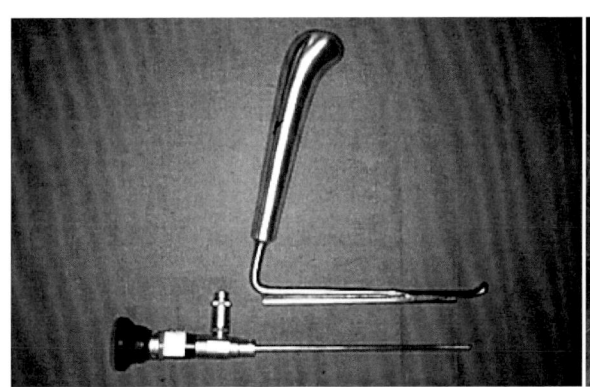

　a．30°斜視硬性内視鏡と装着できる筋鉤　　　　b．小切開から内視鏡を挿入する.
図 2．内視鏡補助下エキスパンダー挿入術

経験が必要である.
　エキスパンダーの拡張で得られる皮膚伸展はエキスパンダー本体の高さやエキスパンダーの挿入部位により変化する．頭部では頭蓋骨の存在で沈みこみがほとんどなく効率が良い皮膚伸展が得られる．一方腹部ではエキスパンダーの沈み込みのために得られる皮膚が減少する．また伸展した皮膚はエキスパンダーを除去すると後戻りを生じる．よって皮膚の伸展は予想以上の皮膚が必要になり，理論上得られる 2 倍～3 倍の伸展皮膚が必要になることが多い[1)2)].

組織拡張器挿入術の実際

　基本的に皮膚の切開は病変部に加える．切開の長さはエキスパンダーの挿入に必要十分な長さで行う場合と(図 1-a)，小切開，内視鏡補助下に手術を行う方法がある(図 1-b)．小切開法は病変部に，皮膚伸展方向に直交する小切開(1.5 cm 前後)を加え[3)4)]，直径 3 mm の 30°斜視硬性内視鏡を使用する(図 2-a, b)．
　皮下剥離はエキスパンダーを挿入する部位で異なる．頭部は帽状腱膜下層，前額部は前頭筋下，頸部は広頸筋上，その他の部位は浅筋膜下または深筋膜上で，電気メスや剪刀を用いた剥離を行う．小切開，内視鏡補助下に皮下剥離を行う場合は剥離鉗子(図 3-a)を用いた鈍的剥離を行い(図 3-b)，索状物や穿通枝血管は内視鏡下に電気凝固，切離を行う．顔面など剥離が困難な部位は剪刀を用いた鋭的剥離を行う．剥離範囲はエキスパンダーの大きさより一回り大きく剥離する．十分に

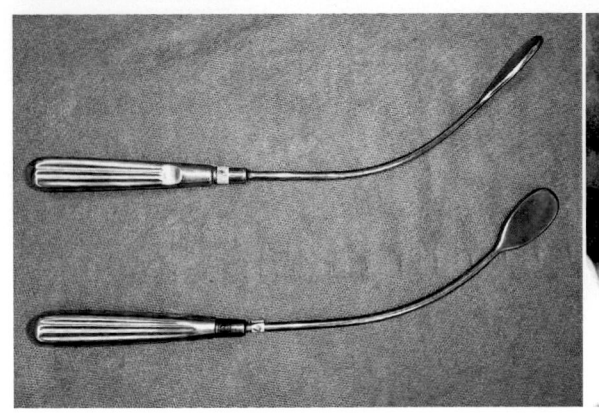

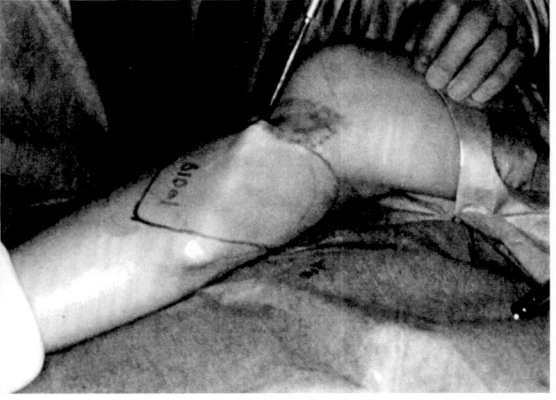

a. 先端が鈍な剝離鉗子　　　　　　　　　　b. 小切開部分から皮下剝離を行う．

図 3. 剝離鉗子

剝離を行わないと，エキスパンダーの拡張時に折れ曲がりによる角を生じ，皮膚を圧迫し，エキスパンダー露出の原因となるからである．皮下剝離後は生理食塩水での洗浄と出血部位を丁寧に止血していく．洗浄と止血を 2 クール行い，より確実な止血を行う．均一な皮下剝離と確実な止血が術後の皮膚壊死や血腫などの合併症の予防につながる．

ドレーンは持続陰圧吸引ドレーンを剝離腔内の辺縁部に留置する．エキスパンダーの挿入は小切開部分からエキスパンダー本体を小さく折り畳んで挿入する．内視鏡で確認しながら用手的もしくは鈍的な鉗子でエキスパンダーを損傷しないように丁寧に広げて行く．

RD はエキスパンダーと同様，皮下に留置する．エキスパンダー本体の近接部位に留置するとエキスパンダー拡張時に RD に近接し，RD の穿刺時にエキスパンダー本体の損傷を生じることがあるので，エキスパンダー本体から離れた部位の皮下に留置する．また RD の挿入部位は関節部や圧迫など日常生活で負荷のかからない，外来で生理食塩水が注入しやすい部位に留置する．

エキスパンダー挿入後，縫合を行う前に，RD 穿刺による生理食塩水の注入・吸引が抵抗なく行えること，エキスパンダー本体が均等に拡張できることを確認する．

次に皮膚切開部の縫合を行う．縫合は皮下，真皮，皮膚の縫合を 3 層で行う．第 1 層目は，3-0 ナイロン糸を用いて，エキスパンダーが切開創直下に逸脱してこないように，皮下組織と深部組織(筋膜)との縫合を行う．この深部縫合時に脳ベラや腸ベラを用いてエキスパンダーを保護することで，エキスパンダー本体の損傷を回避するが，エキスパンダー挿入前にあらかじめ縫合糸をかけてモスキートペアンで把持しておき，エキスパンダー本体を挿入してから結紮閉鎖を行う方が縫合針でエキスパンダー本体を傷つけることを回避できる[5]．真皮縫合は創縁の壊死を生じない程度に行い，皮膚縫合は比較的密に行う．

創閉鎖の段階で，エキスパンダー容量の 10～40% にあたる生理食塩水を注入しておく．これは，術後血腫形成の防止と皮下ポケット腔確保の一助になる[5]．

エキスパンダーの拡張

エキスパンダーの拡張は持続陰圧吸引ドレーンが抜ける術後 1～2 週間から始める．注入量は容量の 10～20% 程度を目安に行うが[5]，その量にこだわらず伸展皮膚の色調や緊張度，疼痛などを目安に生理食塩水の注入を行う．注入後数時間してから疼痛を生じることがあり，注入時に十分な説明と消炎鎮痛剤の処方を行うことが望ましい．小児の場合は痛みがあるとエキスパンダーの拡張に強いストレスを感じ，治療に非協力的となることがあり，緩徐な皮膚の伸展や RD 穿刺部にペンレスを貼付するなど極力痛みを回避する工夫が必要である．週 1 回の外来通院で，2～3 か月間かけて皮膚伸展を行い，十分に皮膚の伸展が得られた時点で再建手術を行う．拡張している間は通勤通学，

表 1. 内視鏡補助下エキスパンダー挿入法の合併症

	内視鏡なし	内視鏡補助
発生率	25.6%	5.6%
発生個数	30/117 個	7/125 個
漿液腫, 血腫	7 例	4 例
感染	5 例	2 例
皮膚壊死	2 例	0 例
露出	9 例	1 例
破損	7 例	0 例
哆開	0 例	0 例
注入不能	0 例	0 例
	1985 年 8 月～1987 年 2 月	1999 年 1 月～2006 年 12 月

入浴などの制限はなく, 日常生活は通常通りしてもらうが, 必ず患部をガーゼや包帯で保護し, 運動やエキスパンダー挿入部分の圧迫や殴打を避ける必要がある.

エキスパンダーの容量が 100％になっても必要な皮膚の伸展が得られない場合, 130～150％の容量を超えた注入を行い, 更なる皮膚の伸展を行う. 患者の症状や皮膚の状態をみながら過注入を行う[6].

エキスパンダーの除去と再建術

予定量の注入完了後, 再び外科的操作でエキスパンダーを除去し, 病変部を切除後, 伸展皮膚を皮弁として再建に用いる. 切除する病変部辺縁に切開を加え, エキスパンダーを取り出す. 伸展した皮膚を病変部に前進させ, 切除可能な病変部の大きさを確認してから病変部の切除を行う. 被膜は伸展皮膚の伸展された皮膚では不十分な時は被膜を線状や格子状に切開すればさらに皮膚の伸展が得られる. 被膜の切除は皮弁の血行を障害するため無理に行う必要はない[7]. 伸展皮膚はしばしば発赤や軽度のうっ血状態を呈することがあるが, 多くの場合血行には問題なく徐々に改善する. 皮弁の血行に問題がなければ縫合時に Z 形成術や W 形成術を行い, 瘢痕拘縮の予防に配慮する.

術後の管理

術後は瘢痕幅の拡大目的でテーピングを数か月間継続する. 伸展に伴う皮膚の菲薄化やエキスパンダーの圧迫による陥凹変形を生じることがあり, 経過とともに改善する場合が多いが, 若干の陥凹変形が残存することもある. また, 急速な皮膚伸展や過度な皮膚伸展を行った場合, 皮膚線条を生じることがあり, 無理のない注入量や注入期間の配慮が必要になる. これらの合併症についても術前に説明を行っておく必要がある.

Tissue expansion 法の合併症

Tissue expansion 法の合併症の多くはエキスパンダー伸展期間に発生する[8]. 合併症の発生は皮膚伸展の中断や伸展途中でのエキスパンダー除去など手術の成否に関係する重要な課題である.

漿液腫や血腫は少量であれば問題なく皮膚伸展が可能であるが, 量が多い場合は感染に発展するために[8], 開創, 血腫除去, 洗浄, 止血が必要となる. 感染は最も注意を要する合併症である. 感染が拡張早期に発生した場合には, エキスパンダーを除去し, 拡張を中断せざるを得ない. ある程度拡張が進んでいる場合には, 内腔の(持続)洗浄, ドレナージを行いながら, 拡張を継続して, 予定の再建手術を行えることもある[9]. その他の合併症としてエキスパンダーの露出や破損, 皮膚の壊死, 生理食塩水の注入不全などがある. これらは術中の愛護的操作, 生理食塩水の慎重な注入により予防できることが多い. エキスパンダーの露出や破損, 皮膚の壊死, 生理食塩水の注入不全を生じた場合は感染と同様に除去が必要となる.

我々が内視鏡補助下エキスパンダー挿入術を行う理由の 1 つに合併症の発生が減少することが挙げられる. 小切開で行うためにエキスパンダーの露出, 皮膚の壊死, 縫合創の哆開, エキスパンダー破損はほとんど発生しなくなった(表 1)[6].

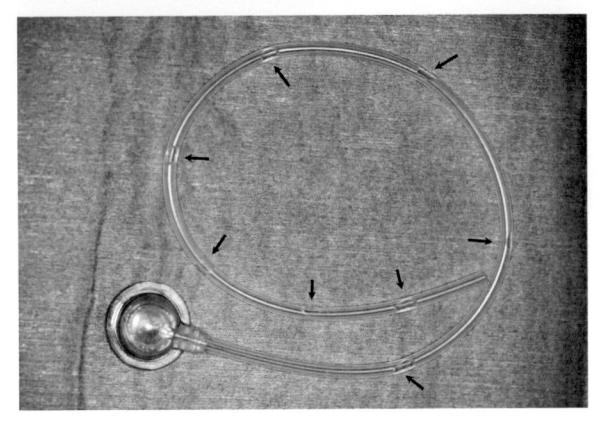

図 4. モニタリングリザーバードーム
　チューブ部分に側孔（矢印）が開いている．

　我々は合併症対策として，エキスパンダーのRD（図 4）を利用する閉鎖式ドレーンであるモニタリングリザーバードーム法を行っている[10]．エキスパンダー挿入時に，エキスパンダー周囲に側孔の開いたチューブを留置し，RD 部分は皮下に留置する閉鎖式のドレーンである（図 5）．持続陰圧吸引ドレーン抜去後の時期でも RD を穿刺し，エキスパンダー周囲の漿液や血液の吸引を行い（図 6），吸引液の性状をモニタリングすることで非侵襲的な診断が可能である．またモニタリング RD から生理食塩水の注入と吸引を繰り返すことにより，エキスパンダー周囲の血腫，血液の吸引や洗浄治療も可能である．感染を生じた症例でも，早期に発見することができるため，モニタリングリザーバードームからの洗浄や抗生剤の投与で感染の沈静化を図ることができ，拡張を継続することも可能である．

症　例

　内視鏡補助下エキスパンダー挿入術を行った症例を提示する．

　症　例：20 歳，女性

　右下腿部に 9.5×5.5 cm の熱傷植皮後瘢痕（図 7-a）．瘢痕部に 1.5 cm の小切開を加え，内視鏡補助下に皮下剝離を加え，立方体型 610 ml のエキスパンダーを挿入した（図 7-b）．手術時間は 76 分，術中出血量は 10 ml であった．合併症を生じることなく，術後 35 日目に 135％の over infla-

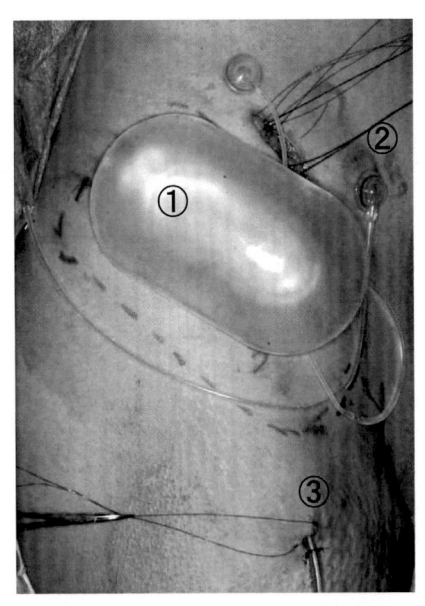

図 5. エキスパンダー周囲にモニタリング
　リザーバードームを留置する．
　① エキスパンダー本体
　② モニタリングリザーバードーム
　③ 持続吸引ドレーン

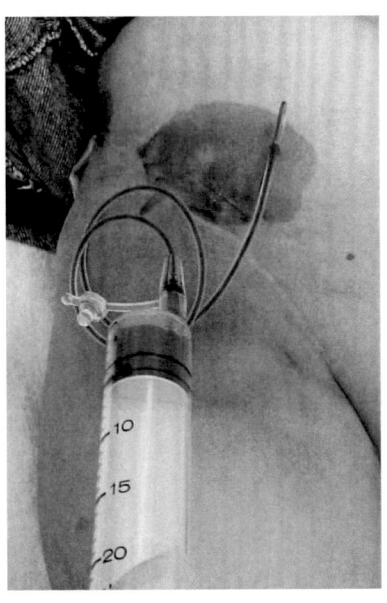

図 6. モニタリングリザーバー
　ドームを穿刺し，吸引を行う．

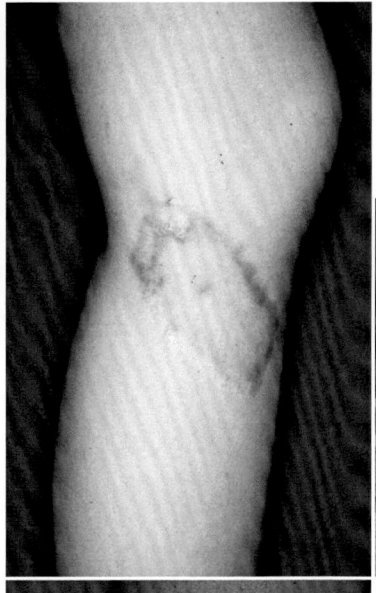

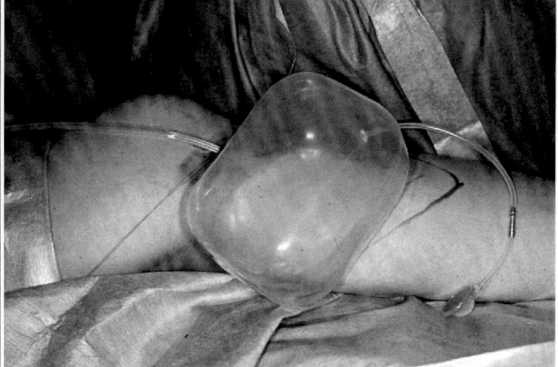

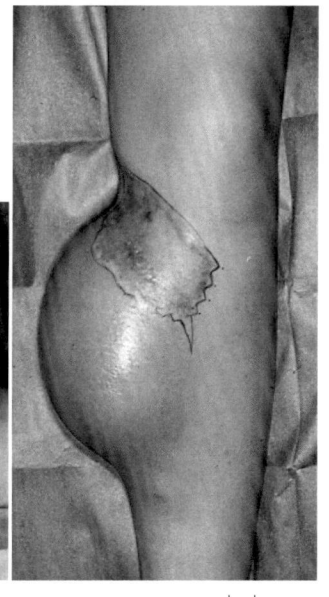

図 7.
右下腿熱傷植皮後の瘢痕症例
a：9.5×5.5 cm の瘢痕
b：610 ml のエキスパンダーを使用した.
c：術後 35 日目. 135％の容量となった.
d：術後 1 年. 良好な結果である.

a	b	c
d		

tion の状態となり再建術を行った(図 7-c). 縫合時に Z 形成術を施行し, 拘縮の予防を行った. 術後 1 年, 肥厚性瘢痕, 瘢痕拘縮もなく整容的に良好な結果を得ることができた(図 7-d).

参考文献

1) 竹内正樹, 櫻井裕之, 磯野伸雄：Tissue expander 法の四肢への応用. 四肢の形成外科　最近の進歩　第 2 版. 1-6, 克誠堂出版, 2005.
2) 小林一夫, 藤井　徹：Tissue expander のモデルと伸展面積. Tissue expansion 法の最近の進歩. 39-46, 克誠堂出版, 1996.
3) 竹内正樹, 野﨑幹弘, 佐々木健司：バルーン剥離を併用した内視鏡補助下エキスパンダー挿入術. 日形会誌. 16：572-580, 1996.
4) Takeuchi, M., Nozaki, M., Sasaki, K., et al.：Endoscopic-assisted tissue expander insertion using balloon dissection. Br J Plast Surg. 51：90-95, 1998.
5) 竹内正樹, 野﨑幹弘：皮弁移植術　Expander 法の適応と実際. 形成外科. 47(増刊号)：S235-S240, 2004.
6) 磯野伸雄, 野﨑幹弘, 竹内正樹：Tissue expansion 法における検討. 形成外科. 47(1)：57-62, 2004.
7) 丸山　優, 岡田恵美：Tissue expander 法の標準的手技. 形成外科. 50(増刊号)：S235-S240, 2007.
8) 川嶋孝雄, 波利井清紀：合併症　Tissue expansion 法の最近の進歩. 180-186, 克誠堂出版, 1996.
9) 飯田匠子, 梶川明義, 上田和毅：持続洗浄法による感染 Tissue Expander 救済の経験. 日形会誌. 26：711-717, 2006.
10) 磯野伸雄, 竹内正樹, 櫻井裕之：リザーバードームを利用したエキスパンダー合併症のモニタリング法. 日形会誌. 32：823-827, 2012.

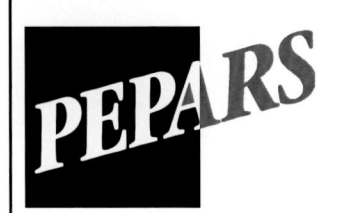

◆特集／コツがわかる！形成外科の基本手技―後期臨床研修医・外科系医師のために―

初心者のためのマイクロサージャリー
―基本技術と臨床上の注意点―

関堂　充*

Key Words：マイクロサージャリー（microsurgery），微小血管吻合（microvascular anastomosis），頭頸部（head and neck），ドレーン法（drainage）

Abstract　マイクロサージャリーは形成外科の基本技術で全ての形成外科医が身につけておくべき手技である．多くの施設で行われてはいるが，比較的歴史が浅いためか術者による違いも大きい．マイクロサージャリーにおける器械の選択方法や使用に関しても様々な選択肢がある．手術を成功させるためには手技の問題のみならず術前の検査および検討，術野のセッティング，血管の準備，吻合手技などを工夫し，安全・容易・確実な手術を行うことが重要である．本稿では筆者が日常で術前や術中，術後に留意していることを中心に述べた．諸先生の参考になれば幸いである．

はじめに

マイクロサージャリー（微小外科）は手術用顕微鏡やルーペを用いて拡大術野で行う手術の総称である．形成外科分野においては1960年代にJacobsonが手術用顕微鏡下での微小血管吻合の成功を報告して以来，微小血管吻合，神経吻合，リンパ管吻合などの技術を用いて，切断指再接着，遊離組織移植，リンパ管静脈吻合などに広く用いられている．現在では形成外科医が身につけるべき基本的技術の一つである．遊離組織移植などにおいてはマイクロサージャリーによる恩恵が大きい反面，血管の閉塞などにより術前よりも悪い状況や大きな問題を起こす可能性もある．本稿では筆者がマイクロサージャリーを行う場合の器械の選択，手術時に気をつけていることを中心に基本技術について述べる．

手術器具

マイクロサージャリーに用いられる器具には持針器，鑷子，尖刀，糸など専用のものが用いられる．他で詳しく述べられていることも多いので，筆者の工夫していることなどを中心に述べたい．

1．鑷子

通常最も細いNo.5を用いている．太めのNo.2なども組織を把持する時などに使用されるが，No.5の2本のみで問題ない．No.5の先端が45°曲がったもの（図1）が各社より出ており，血管の内腔が確認しにくい場合，鑷子を傾けなくても内腔に挿入し確認することが出来るため筆者は好んで用いている．

2．持針器

マイクロサージャリーで用いる持針器にはロック付き，ロック無しがあり（図2-a），各施設，術者の好みで用いられている．筆者は双方を用いた研修を行ったが，現在ではロック付きを用いている．ロック付き持針器はロック1回目で糸を把持，さらに握ると2回目でロックがはずれるという特徴を有している．その性質を利用して通常の持針器と鑷子で縫合する方法の他に針を持針器で把持して確保したのち，鑷子2本でノットを作成する方法も針を紛失する可能性が少なく有用である（図2-b）．術野の状況に応じて双方を使い分けている．

---

* Mitsuru SEKIDO, 〒305-8575 つくば市天王台1-1-1　筑波大学大学院臨床医学系形成外科，教授

ロック付き持針器は，① 糸を紛失しにくい，② 針の角度を調整してロックすれば色々な角度での縫合に便利である，といった利点がある反面，① 小さな針や細い糸の場合，把持したところで針が曲がったり糸が圧挫されて切れやすくなったりする，② 頭頸部など傾斜した術野では針を把持した持針器を術野に置くと転がり糸が外れやすい，③ 把持した針がガーゼなどに引っかかりやすい，などという欠点がある．

3．マイクロサージャリー用血管鉗子

　顕微鏡下血管吻合にはマイクロサージャリー用血管鉗子（クランプ）を用いて血流を遮断し，無血野で血管吻合を行う．

　クランプ（clamp）とクリップ（clip）という呼称で混乱が見られる．英文では血管吻合用鉗子はclamp であり，結紮用のものが clip となっている．本邦の製品でも血管吻合用鉗子をマイクロクリップとしているものがあるが本稿では英文表記に従い，鉗子をクランプと表記する．

　マイクロサージャリー用血管クランプにはシングルとダブル，ディスポーザブルと金属製がある（図 3-a）．動脈用，静脈用に分かれ，また血管の太さに応じて各種の大きさ，把持力（g）がある．ディスポーザブルはプラスチック製のため金属クランプよりも厚く，クランプから血管断端までの距離が短い場合には通糸の邪魔になる場合があり，筆者は金属クランプを好んで使用している．動脈用は厚めの血管壁に使用できるよう滑りにくい構造になっているが，動脈用，静脈用をどちらに使用してもほとんどの場合問題はない．動脈硬化で内膜が剥離している場合などクランプにより血管壁を損傷する恐れがある時は静脈用の把持力が弱めのディスポーザブルのものを用いている．血管茎を切り離す時はシングルクランプ，血管吻合の時は血管を固定するためダブルクランプを用いる方が初心者には容易である．

　クランプが小さい場合，紛失や逸脱を避けるた

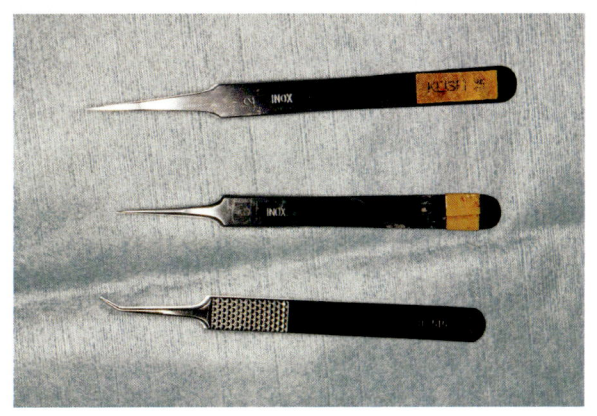

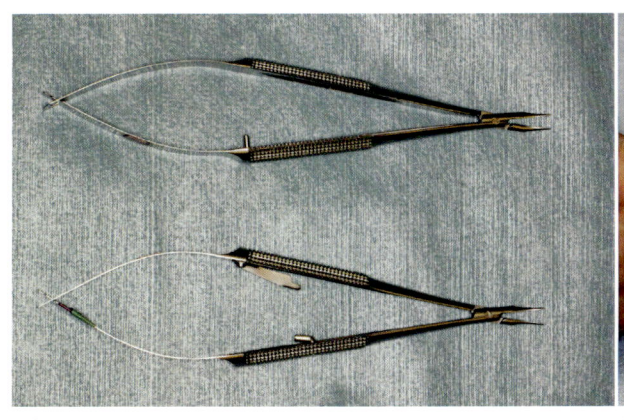

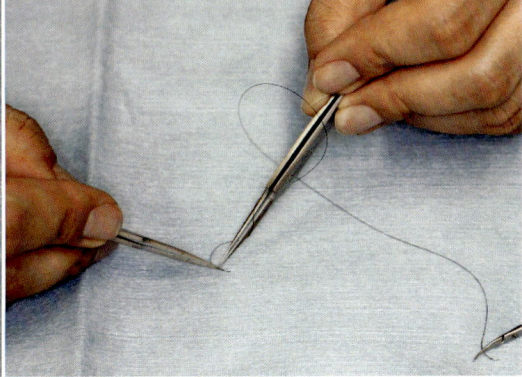

図 1．マイクロ用鑷子
上より No.2，No.5，No.5 で 45°曲がっているもの

a|b　　　図 2．マイクロ用持針器
　　a：ロック無し持針器（上）とロック付き持針器（下）
　　b：ロック付き持針器での縫合．針を持針器で把持し，鑷子 2 本で縫合する方法（糸は視認しやすいよう 6-0 を使用）

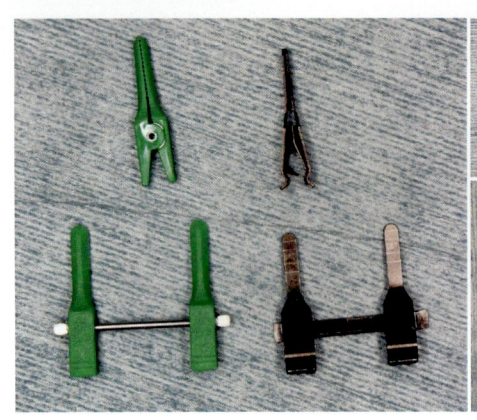

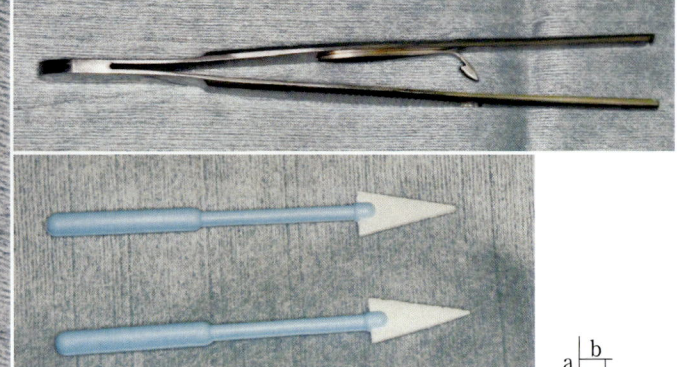

図 3.
a：ディスポーザブルクランプ(左)と金属クランプ(右). ディスポーザブルの方が厚みがある. 上がシングル, 下がダブルクランプ
b：クランプ用鉗子
c：M. Q. A.(Medical Quick Absorber)

めに着脱にはロック付きのクランプ用鉗子を用いた方が安全である(図3-b).

4．その他の手術器械

血管剥離などには通常より細かいマイクロ用モスキート剥離鉗子が便利である. また細かい血管枝の処理などに単発式または連続式の金属製体内結紮用クリップ, ヘモクリップなどが糸による結紮よりも簡便である.

術野に溜まった血腫除去, 血管断面の血腫除去などには通常のガーゼでは大きすぎるため眼科領域や脳外科領域で用いられる M. Q. A.(Medical Quick Absorber)が吸収力も高く有用である(図3-c).

5．拡大鏡(サージカルルーペ)

2.5～3.5倍のものが使用しやすく皮弁挙上, 血管剥離に使用している. ルーペなしでの血管剥離などももちろん可能ではあるが, ルーペ下での作業は細かい枝などの処理のほか解剖をよく観察でき, 丁寧な手術を行うために有用である. 通常のタイプとルーペ部にプリズムを組み込み, 光軸を曲げることにより, 斜め下を見ることができる偏光ルーペがある(図4). 後者は頸部を屈曲させることがなく斜め下方の視野を得ることができるため, ①頸部の持続的屈曲による負担を避け, ②光軸を屈曲させることにより術者の陰が術野にかかることを減らすことができ長時間手術に向いているとされているが, その反面, ①構造が複雑なため他に比較して重い, ②価格が他と比べて高価, ③慣れが必要, ④覗き込む術野の時には使用しにくい, などの欠点もある.

術前の評価

術前に使用を予定しているレシピエント血管の領域に手術歴や照射歴などがないかを検討する. 以前の手術瘢痕部位や動注で使用された血管, 根治照射部位以外で吻合血管を選択するのが望ましい.

頭頸部領域では動脈では上甲状腺動脈, 頸横動脈, 顔面動脈が端々吻合に, 静脈では外頸静脈, 顔面静脈への端々吻合, 内頸静脈への端側吻合が一般的に使用される. 特に内頸静脈への端側吻合は皮弁静脈の位置, 口径に合わせて調整できるため非常に有用である[1]. 腫瘍切除や郭清などではどの血管が残るかを術前に検討しておく. 四肢では主要動脈はできるだけ温存し, 枝で吻合することが多いが, 適切なものがなければ端側吻合として主要血管を用いる.

頭頸部においては術前照射程度では問題になることは少ないが, 根治照射では瘢痕が強く血管の剥離に難渋することも多い. しかし, 再発例や外傷例ではそのような部位から血管を選択せざるを得ない症例もあり, 必要に応じて血管造影3DCTなどで術前に血管の状況を把握しておく. レシピエン

図 4. 各種ルーペ

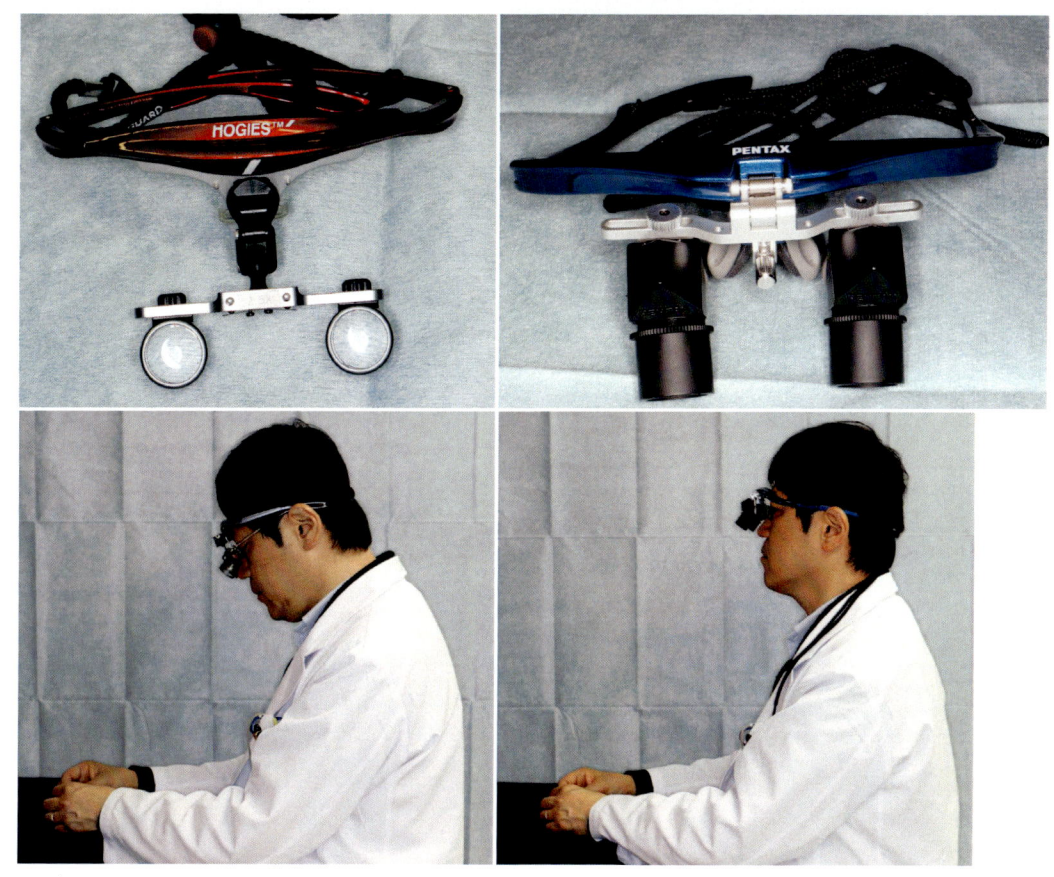

a|b
c|d

a：通常のルーペ
b：偏光ルーペ
c：通常のルーペでの姿勢
d：偏光ルーペでの姿勢．頸部を屈曲しなくても術野が観察可能である．

ト血管から必要な血管茎の長さ，必要な組織量に応じた皮弁選択を行い，必要な場合には vein graft も考慮しておく．治療歴のある術野では術前検査で造影された血管でも血流不全の場合があるので，他の血管も検討しておく．頭頸部領域において以前に郭清された術野や照射された術野では外頸動脈に端側吻合，頸横動脈に端々吻合が使用できることが多い．静脈に関しては内頸静脈が残っていれば使用できることもあるが，瘢痕で剝離が困難な場合も多く，その場合 vein graft を考慮する．

手術中の注意点

1．術野のセッティング

顕微鏡の焦点距離，瞳孔間距離，左右の焦点を調整する．左右それぞれで接眼レンズの焦点がずれていることが意外とあり，顕微鏡下操作の前に，接眼レンズを合わせておく．左右の焦点がずれていると操作が非常にやりにくい．

移植組織を先に縫合して血管を後に吻合するか，血管吻合を先に行ってから移植組織を固定するかは術者の好みやケースによるが，筆者は可能な限り移植組織を一部または全部固定してから血管吻合を行っている．

阻血時間が長くなることを気にする術者もいるが，固定によって延長する阻血時間は 1～2 時間程度であり，組織の生着には影響しない．先に組織を固定することにより，実際の血管配置や必要な血管長，配置を確定でき，あとから固定した場合の血管の牽引などのトラブルを減らすことができると考えている．

組織を先に固定した場合に血管吻合のための術野が確保しにくくなるなどの場合は血管吻合を先

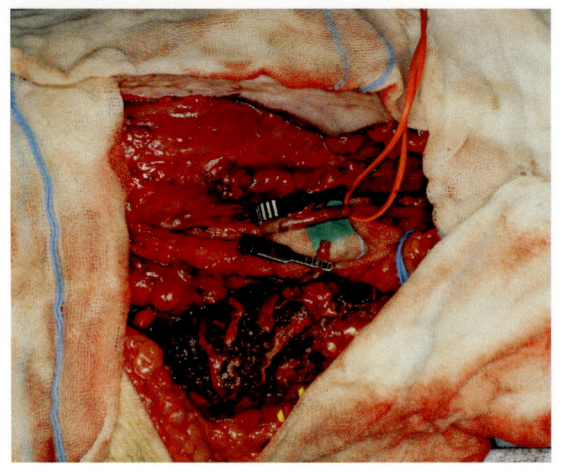

図 5. 術野のセッティング
上腕動脈(赤テープ)への端側吻合.術野周囲に生食ガーゼを置いて,術野の乾燥を予防し,糸の組織への付着を防ぐ.また血管下にガーゼを入れて,血管を持ち上げた状態で吻合するようにする.

に行う.

　実際の術野では手の置き場所が水平ではなく,術野が傾いていたり,深さや距離があったり,出血が流れ込んできたり,血管配置が斜めになったりと様々な状況がある.慣れてきたらある程度は克服できるが初心者のうちは可能な限りよい術野を作成することに時間をかけるようにする.よい術野が作成できれば吻合は容易となる.手が浮いた状況での吻合は非常にやりにくいので,手術用覆布,タオルなどを折り畳んで手を置く台にして安定させるなどの工夫を行う.また血管吻合は右利きであれば横方向(右から左への通糸),縦方向(上から下への通糸)での縫合がやりやすく,斜め方向,逆方向への通糸は難易度が上がるので,血管配置を縫いやすい方向にすることは重要である.

　血管を水平に配置し,血液を吸収するためにガーゼなどを血管下に敷く,手術台をローテーションさせるなどの準備を行う.血管はガーゼなどでやや持ち上げた方が吻合しやすい.また血管剥離はダブルクランプが使用できる場合にはダブルクランプをかけた状態で血管が無理なく翻転できる範囲まで行う.十分な血管剥離は手術を容易にする.

　血管配置を考えるにあたって吻合時の患者体位は重要である.頭頸部では頸部伸展,反対側を向いた体位で,四肢などでは関節部近くではできるだけ伸展して必要な血管長が最大となる体位で血管配置を行うなどし,通常の体位に戻した時に血管に緊張がかからないよう十分長さに余裕をもたせる.長さが不足し緊張が過度な縫合は,血管壁の損傷や血流障害の原因となる.また吻合前に血管の捻転や走行に問題がないか,体位を戻した時に問題がないかを確認する.動静脈の配置は可能な限り動脈を深い方に,静脈を浅い方に配置するように心がけている.動脈の方が壁が厚く固いので静脈の上に乗って圧迫することを避けるためである.

　術野で鑷子や持針器が操作しやすいかどうかを確認する.手術野が乾燥しないよう,また縫合糸が乾燥した組織に付着して紛失などしないように術野周囲を生食ガーゼ4枚で覆ってから吻合を行うようにしている(図5).

2.バックグラウンドの使用

　血管の下にガーゼなどを敷き,さらに手術用手袋などを切って作成したバックグラウンドシートを使用すると糸などが見やすく吻合が容易となる(図6).色は緑や白,青があるが筆者は緑が見やすく,反射が少ないので好んで用いている.大きさはダブルクランプ使用時にはダブルクランプの幅程度,シングルクランプ使用時には血管断端からクランプまで程度で折れて波打たないようにしている.バックグラウンドに切り込みを入れて,両端にかけた糸を牽引する(図6-b)と血管が固定され,特に血管壁の薄い静脈では吻合時に外壁を持ち上げ内腔を確認するなどの操作が容易となる.

3.吻合血管の準備

　血管吻合の前に,レシピエント血管の十分な剥離,切断端の refresh,外膜の処理などを行う.切断端の動脈内膜剥離,不整があったり,静脈では弁があったりした場合は再度血管を切断し直す.血管を切断する場合はシングルクランプをかけたのち,よく切れる直剪刀で一気に切断するのがよい.内膜剥離などが見られる場合は一気に切ることによってさらに内膜剥離を引き起こすので,最初に血管の長軸方向に割を入れて円周状に血管を切る方法を用いると内膜の損傷が少ない(図7).

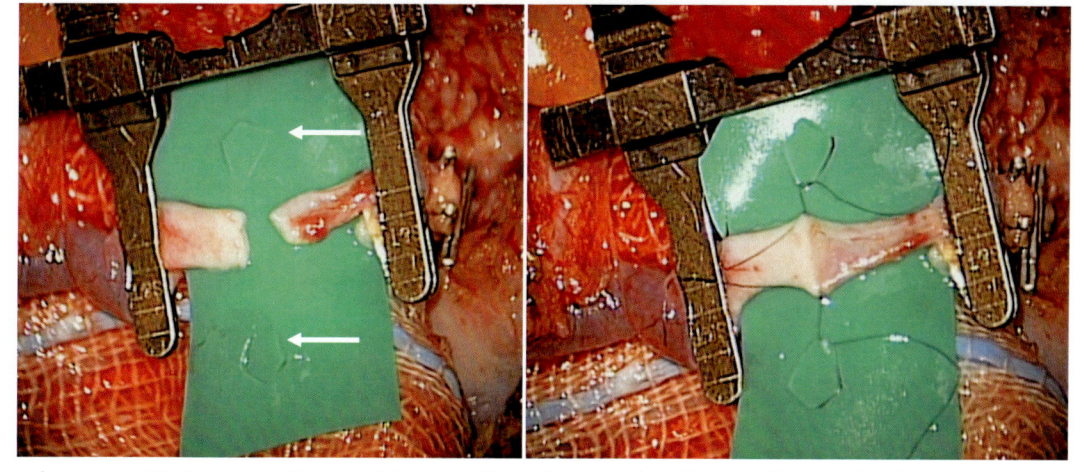

a|b　　図 6．バックグラウンドシートを用いた吻合．吻合血管の下に引いておくと糸などが見やすい．
　　　　　a：シート両端に剪刀で切り込みを入れておく(矢印)．
　　　　　b：糸を廻して牽引固定すると血管が固定され吻合がやりやすい．

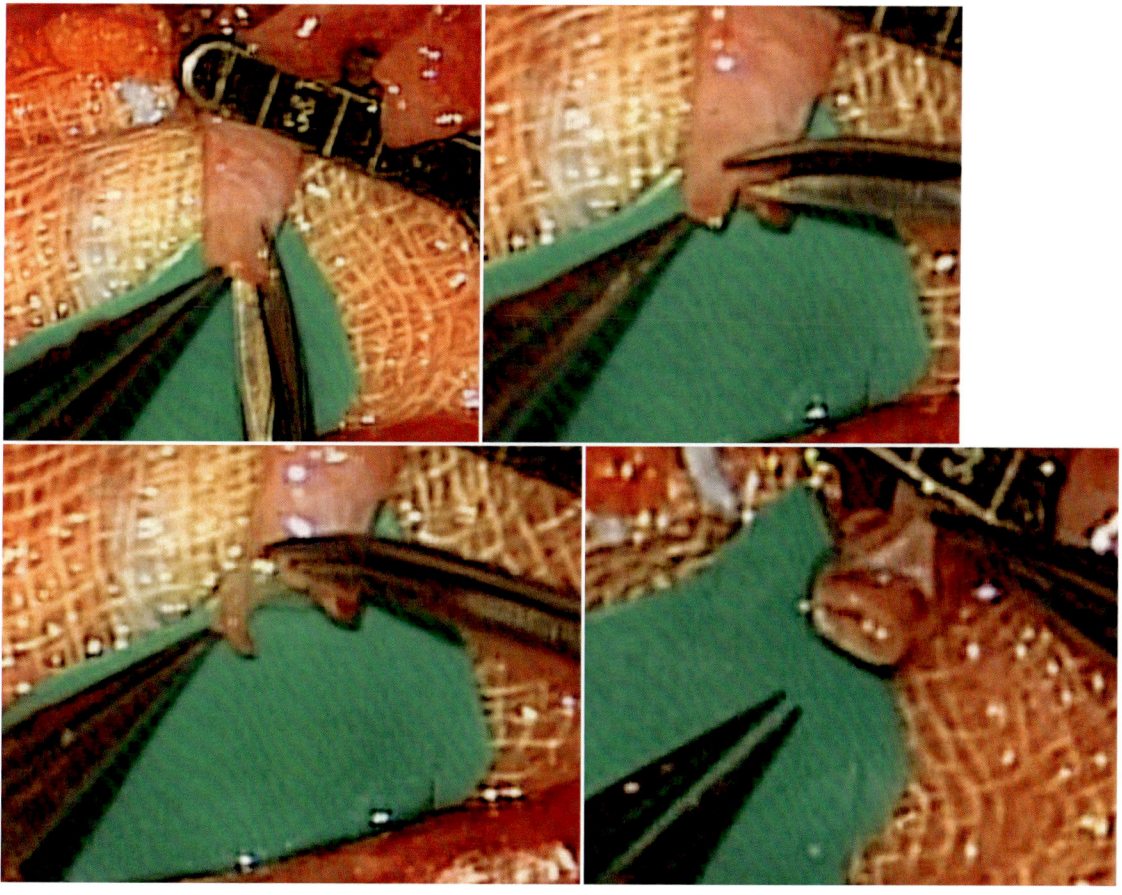

a|b
c|d　　図 7．内膜剝離時のトリミング方法
　　　　a：長軸方向に曲剪刀(右)で割を入れる．
　　　　b，c：円周状に切開を進める．
　　　　d：終了時

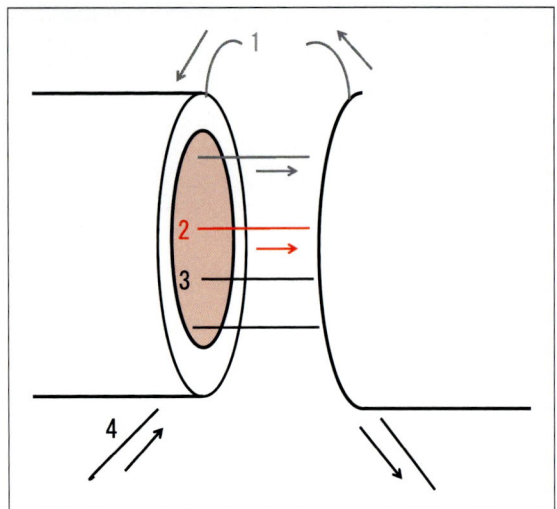

図 8.
各種の吻合方法
  a：Back wall technique による端々吻合．1 で左後壁外側から内腔に，右後壁を内腔から外側に糸を通して縫合する．2 以降も同様．後壁終了後，前壁は通常と同様
  b：口径差のある吻合．口径の大きな血管の幅を広く，口径の小さな血管の幅を狭くして調整する．細い方を斜めに切断して口径を拡大することもある．
  c：Fish mouth 法（筆者の方法）
  両端の糸(1, 2)を縫合，牽引したのち正中に向かって 3, 4 を縫合．口径差がはっきりしたところで細い方に切開(矢印)を入れて口径を調整し，5 および間を縫合．裏面も同様に行う．

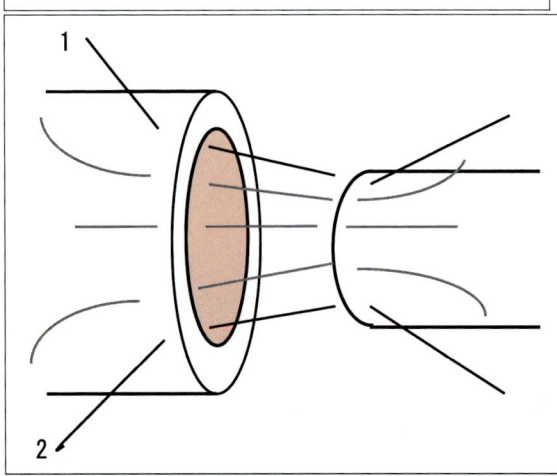

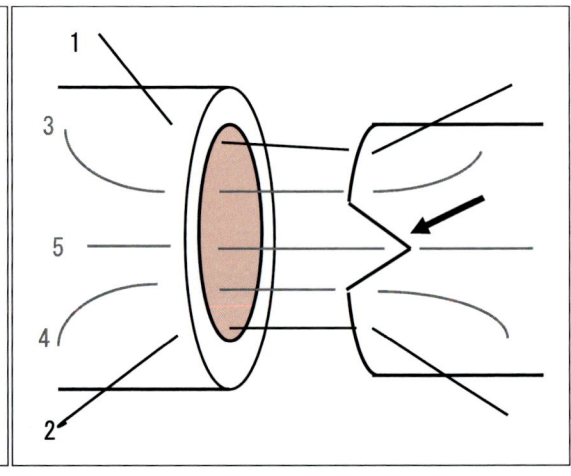

血管を切断したら鑷子を内腔に挿入し広げてヘパリン生食で洗浄し，内腔を確認し，血腫を除去する．操作時に内膜をつかまないように注意する．端々吻合のレシピエント動脈では一度クランプを外し，勢いよく血流がでることを確認する．クランプを外して出血しない場合には血圧が低くなっていないか，攣縮が起きていないか確認する．細い血管では収縮期血圧が 100 以下で血流が悪くなる場合があり，意外と気がつかない．その場合は血圧を上げるよう麻酔科に依頼し再度確認する．攣縮の場合には 4%キシロカイン，塩酸パパベリンなどを滴下し，温生食などで術野を温める．改善しない場合にはさらに中枢で血管を切断するが，選択した血管自体の血流が悪く改善しない場合には他の血管を検討する．近くに適切な血管がなければ，血流の悪い血管に無理に吻合するよりも vein graft してでも血流のよい血管に吻合する方が安全である．

4．血管吻合手技

血管吻合手技は端々，端側吻合を用いているが誌面が限られているので詳細については成書などを参考にされたい[2)～4)]．筆者の用いている方法をいくつか図示する．血管が反転できない時は Back wall technique (Posterior-wall-first, one-way-up anastomosis)を用いると便利である．どの部位から針を通すかは術者によって異なるが筆者の方法を示す(図 8-a)．

血管の口径差が問題になる場合には，1.5 倍程度であれば最初に両端 180°の位置で 2 針かけてバックグラウンドシートなどで牽引する．細い方の血管を斜めに切って口径を増大させるなどの方法を行っている．口径の大きな血管側で間隔を広く，口径の小さな血管壁では間隔を狭くして調整する(図 8-b)．

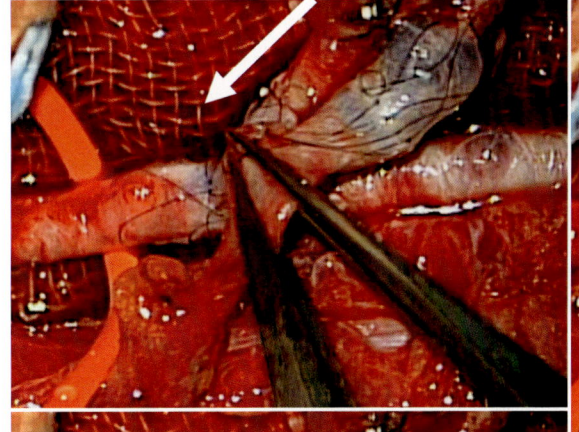

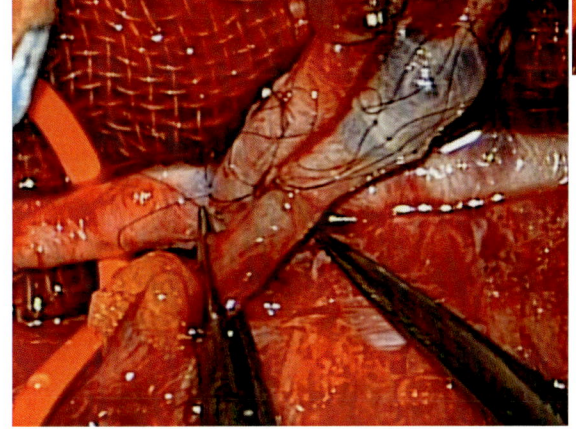

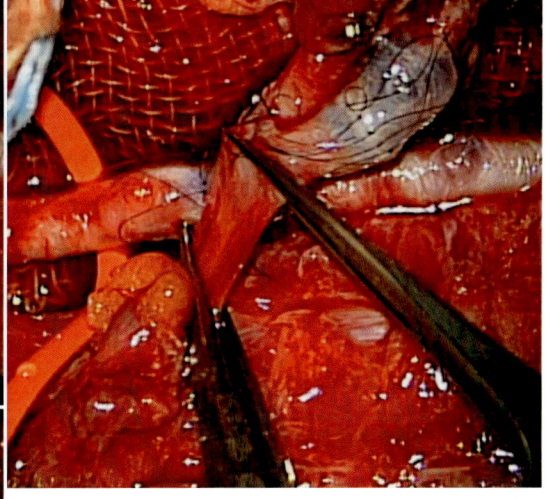

図 9.
レシピエント静脈での patency test. 矢印は血流の方向を示す.
　a：吻合部より中枢で 2 本の鑷子で血管を閉塞させる.
　b：鑷子を閉じたまま血液を中枢側（左）に押し出す.
　c：吻合部側の鑷子を解除し，静脈還流を確認する.

さらに口径差が大きな時は fish mouth 法などで調整している（図 8-c）．細い血管から太い血管への血流は問題にならないことが多いが，逆は血栓になりやすい傾向がある．吻合時には満足のいく縫合を心掛ける．疑わしい 1 針はそのままにせずに確認する．疑問のある 1 針は手術全体の失敗につながる．

5．血流の確認

以前は動脈のみを先に吻合し，動脈クランプを解除して静脈還流を一度確認し，吻合動脈を再度クランプして静脈を次に吻合していた．しかし，動脈硬化の強い症例では再クランプにより内壁が損傷され動脈血栓となる症例を数例経験した．再クランプによる損傷を避けるため現在では動脈，静脈双方の吻合後にクランプ解除を行っている．クランプを解除し血流を再開させる場合，まず静脈側をはずし，次に動脈側をはずすと移植組織が鬱血する危険性がなく，また吻合部での漏れがあった場合に個別に対応できるので安全である．血流の確認には端々吻合では静脈側の patency test を，動脈側では皮弁血管の拍動の触知を，また移植組織よりの出血の有無，出血の色調検査などを行っている（図 9）．端側吻合では patency test ができないので，移植組織側の静脈の固さ，張りなどを確認している．移植組織の静脈が固くなっている時は静脈血栓を疑い，虚脱している時は動脈血栓を疑う．吻合部の漏れがある場合，少量であれば軽く生食ガーゼなどをあてておくことで止まるが，拍動性の漏れや大量の漏れでは縫合の追加が必要である．縫合の追加時は出血点の確認後，再度クランプし遮血した方が縫合しやすい．血流を流したままの吻合は針の刺入により出血するため，慣れないと針や糸を見失いがちである．

十分な静脈還流がない場合には動脈血栓や移植組織の血管茎の捻転，圧迫などがないか検査する．特に穿通枝皮弁では血管茎が圧迫や捻転に弱いので注意する．疑わしい場合には再吻合を躊躇してはならない．

6．閉創，ドレーン固定

血流に問題なければ術野を温生食で洗浄し，出

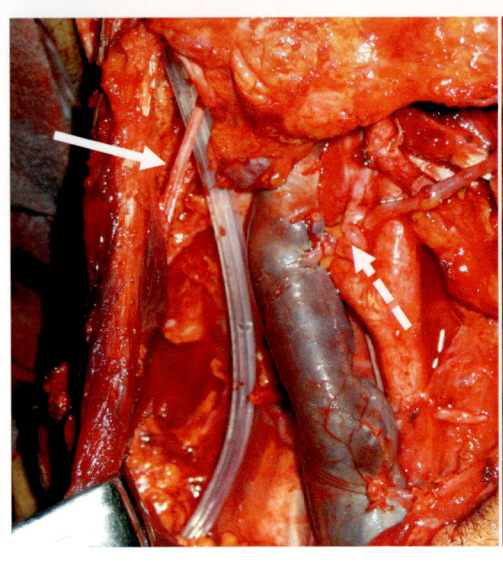

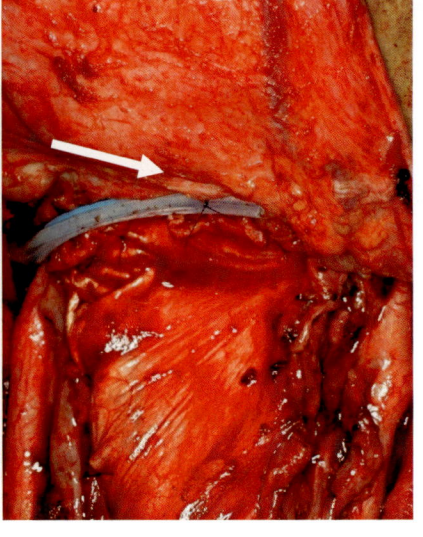

図 10．ドレーン固定の方法
 a：ドレーンを副神経の下（矢印）に入れて血管吻合部（破線矢印）にかからないようにする．
 b：ドレーンに細い吸収糸をかけ（矢印），周囲組織に弱く固定し吻合部などにかからないようにする．

血の有無を確認する．移植組織の吻合部に問題がなくても枝から出血している場合があるので，吻合部全長，移植組織，移植野をチェックし，確実な止血を行う．閉創時のドレーンは吸引ドレーンを用いる場合，吻合血管を吸引してしまうことのないよう位置と長さに注意する．血管吻合の体位から通常の体位に戻した場合，ドレーン位置や長さなどの変化に注意し，必要があればドレーンの術野への固定などを行い（図10），血管への影響を避けるよう留意する[5]．血管を吸引してしまう恐れがある時はペンローズドレーンなどを使用する．また皮弁などの volume が大きく，閉創することにより血管が圧迫されるようであれば全てを閉創せずに一部 raw surface としておき，後日局所麻酔などで閉鎖する，植皮するといった手段も考慮する．緊張の強い閉創で血管を圧迫することは避ける．

まとめ

マイクロサージャリーの出現により，再建手術は飛躍的な変化を遂げた．安全性は上がってきてはいるとは言え，血栓による壊死などの確率は依然として1～3％と報告されている．安全，確実に手術を行うために筆者が留意していることの一部を記載した．諸先生の臨床に役立てば幸甚である．

文 献

1) Yamamoto, Y., Nohira, K., Kuwahara, H., et al.: Superiority of end-to-side anastomosis with the internal jugular vein: the experience of 80 cases in head and neck microsurgical reconstruction. Br J Plast Surg. 52: 88-91, 1999.
 Summary 頭頸部再建において内頸静脈への端側吻合の方法，有用性が報告されている．

2) Acland, R. D.: Practice Manual for Microvascular Surgery. 2nd ed. Klein, E. A. ed.. 105-113, Mosby, St. Louis, 1989.
 Summary 血管吻合の基礎テキスト．

3) Yamamoto, Y., Sugihara, T., Sasaki, S., Furukawa, H., et al.: Microsurgical reconstruction of the hepatic and superior mesenteric arteries using a back wall technique. J Reconstr Microsurg. 15: 321-325, 1999.
 Summary Back wall technique による血管吻合の方法．

4) 中塚貴志，横川秀樹：C. 血管のマイクロサージャリー 我々の吻合法 2. PEPARS. 69: 25-32, 2012.
 Summary 各種の血管吻合方法の解説．

5) 関堂 充，富樫真二：死腔，血腫の防止 1) ドレーンの目的と選択 2) 陰圧吸引ドレーンの適応と抜去時期．形成外科．55（増刊）：34-40, 2012.
 Summary 術後ドレーン挿入法の解説．

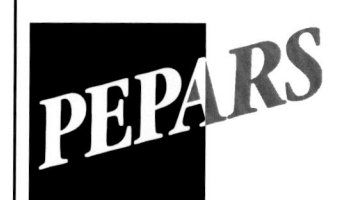

◆特集／コツがわかる！形成外科の基本手技—後期臨床研修医・外科系医師のために—

褥瘡の保存的治療と外科的治療

後藤孝浩[*1] 館 正弘[*2]

Key Words : 褥瘡(pressure ulcer), DESIGN-R, 軟膏(ointment), 創傷被覆材(wound dressing), 褥瘡の手術(surgery for pressure ulcers)

Abstract 褥瘡は慢性(難治性)創傷の一つである．創傷被覆材などによる湿潤環境下での創傷管理方法の普及により，褥瘡の保存的治療は大きく進歩したが，患者の全身状態を含めた予防(再発防止)対策が何よりも重要であることに変わりはない．

現在の日本における褥瘡治療はチーム医療が前提となっており，褥瘡発生ハイリスクあるいは発生した患者には体圧分散用品の使用や栄養対策などが義務づけられている．

褥瘡の評価・分類には日本褥瘡学会によるDESIGN-Rが国内では広く使われ，外用剤や創傷被覆材の使用方法についても同学会がガイドラインを作成している．

手術は褥瘡を短期間で閉鎖するのに有効な方法の一つで，近年は穿通枝皮弁などのより侵襲の少ない手術も開発されているが，患者の全身状態や予後，術後の再発防止対策や退院後の環境など，局所の状態以外の因子によって手術適応は一定ではない．

はじめに

2002年の褥瘡対策未実施減算制度以降，国内ほぼすべての医療施設に褥瘡対策委員会などが組織され，今日では褥瘡対策はチーム医療の代表的なものの一つになっている．また日本褥瘡学会によって作成された褥瘡予防・管理ガイドライン(以下，ガイドライン)が現在の日本における褥瘡対策の基本として位置づけられている．そこで本稿ではこのガイドライン(第3版, 2012年)に従って褥瘡の予防，評価・分類，保存的治療，外科的治療の順に述べる．

褥瘡の予防

1．トータルケア

褥瘡対策では予防が最も重要であることは言うまでもないが，予防対策は褥瘡が発生してからも継続して必要である．発生後もその発生原因が取り除かれていなければどんな治療を行ったとしても褥瘡を治癒させることは困難で，手術などで一旦創を閉鎖できたとしても術後の予防対策がなければすぐに再発してしまう．

そのため褥瘡の予防対策は全身管理(特に栄養管理)，スキンケア，体位変換，体圧分散マットレス，リハビリテーション，教育など，患者をとりまくすべての面での対策が必要で，これに発生後の治療を加えた「トータルケア」が褥瘡には必要である．

2．褥瘡ハイリスク患者ケア加算

2006年に新設された制度で，皮膚排泄ケア認定看護師のいる施設ではこれが診療報酬となる(入院1回につき500点)．ベッド上安静，ショック状態，重度の末梢循環不全，鎮痛・鎮静剤の持続的

[*1] Takahiro GOTO, 〒981-1293 名取市愛島塩手字野田山47-1 宮城県立がんセンター形成外科，科長
[*2] Masahiro TACHI, 〒980-8574 仙台市青葉区星陵町1-1 東北大学大学院医学系研究科外科病態学講座形成外科学分野，教授

表 1. 静脈経腸栄養ガイドライン（第3版）より

褥瘡の予防	
Q1	低栄養は褥瘡の危険因子か？
A1	低栄養は褥瘡の危険因子であるため，適切な栄養管理は褥瘡の予防に有効である．（AⅡ）
Q2	経腸栄養剤の補助的な追加は，褥瘡の発生予防に有効か？
A2	経腸栄養剤の補助的な追加は，褥瘡の発症予防に有効である．（AⅠ）
褥瘡の治療	
Q3	栄養管理は褥瘡の治療に有効か？
A3	栄養管理は褥瘡の治療に有効であるので，積極的に実施する．（AⅠ）
Q4	褥瘡治癒を促進するためには，どのくらいのエネルギー量の投与が必要か？
A4	エネルギー量 30～35 kcal/kg/日を目標とし，褥瘡の程度，基礎疾患や合併症に応じて調整する．（AⅠ）
Q5	褥瘡治癒を促進するためには，どのくらいのたんぱく質の投与が必要か？
A5	たんぱく質 1.2～1.5 g/kg/日を目標とし，褥瘡の程度，基礎疾患や合併症に応じて調整する．（AⅠ）
Q6	褥瘡の治癒促進を目的とした栄養補助食品の使用は有効か？
A6	適切な栄養管理を実施した上で，アルギニン，ビタミンC，亜鉛などを強化した栄養補助食品を付加する栄養療法は，褥瘡治療の一つの手段として推奨される．（BⅡ）

＜推奨度のランク＞
A：強く推奨する，B：一般的に推奨する，C：任意でよい
＜臨床研究論文のランク＞
Ⅰ：最低一つのRCTやmeta-analysisによる実証，Ⅱ：RCTではない比較試験，コホート研究による実証，
Ⅲ：症例集積研究や専門家の意見．RCT（Randomized Controlled Trial）：無作為化比較対照試験

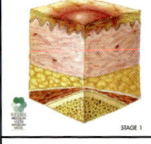 **Stage Ⅰ**（消退しない発赤）	通常骨突出部位に限局する消退しない発赤を伴う，損傷のない皮膚．暗赤色部位の明白な消退は起こらず，周囲の皮膚と色が異なることがある．
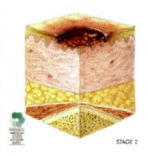 **Stage Ⅱ**（皮膚部分欠損）	黄色壊死組織を伴わない赤色または薄赤色の創底の浅い潰瘍として現れる真皮までの部分欠損．破れていない（もしくは開放/破裂した）血清または漿液で満たされた水疱を呈することもある．
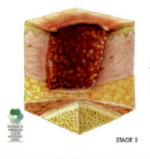 **Stage Ⅲ**（皮膚全層欠損）	皮下脂肪は確認できるが，骨，腱，筋肉は露出していない．組織欠損の深度がわからなくなるほどではないが黄色壊死組織が付着していることがある．ポケットや瘻孔が存在することもある．
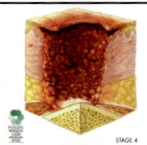 **Stage Ⅳ**（全層組織欠損）	骨，腱，筋肉の露出を伴う全層組織欠損．黄色または黒色壊死組織が付着していることがある．ポケットや瘻孔を伴うことが多い．
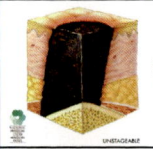 **分類不能**（深さ不明）	創底が黄色，黄褐色，茶色，黒色などの壊死組織に覆われ，深さが分からない全層組織欠損．
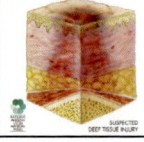 **深部組織損傷疑い**（深さ不明）	圧力やせん断力によって生じる皮下軟部組織の損傷に起因する，限局性の紫または栗色の皮膚変色または血疱．

図 1. NPUAPによる褥瘡の分類
イラストはNPUAPのホームページ（http://www.npuap.org/）より引用

使用，6時間以上・特殊体位の手術，強度の下痢，皮膚の脆弱，褥瘡の多発・再発がハイリスク項目とされ，これらのどれか一つでも該当すれば計画書の作成とチームによる回診やカンファランスが必要となる．

3．体圧分散マットレス

褥瘡対策には必須である．大きくエアマットレスとウレタンフォームマットレスの2種類があり，エアマットレスには圧切換え型と静止型がある．患者の状況や褥瘡の状態に応じたマットレスの選択が必要である．

4．栄養対策

褥瘡患者の全身管理のなかでも栄養は特に重要である．静脈経腸栄養ガイドラインにおいては褥瘡の予防，治療のどちらにおいても栄養対策が高いエビデンスレベルで推奨されている（表1）．

5．褥瘡の評価・分類

1）NPUAPによる分類

1989年に米国褥瘡諮問委員会（NPUAP）が提唱したもので，損傷が及んでいる深さを4つのステージに分類している．創の深さ（深達度）を簡潔に示す指標として広く使われており，次に挙げるDESIGN-Rの深さの項目もこれに準じた分類と

表 2. DESIGN-R

Depth 深さ：創内の最も深い部分で評価する

d	0	皮膚損傷・発赤なし	D	3	皮下組織までの損傷
	1	持続する発赤		4	皮下組織を越える損傷
	2	真皮までの損傷		5	関節腔，体腔に至る損傷
				U	深さ判定が不能の場合

Exudate 滲出液：ドレッシング交換の回数で評価する

e	0	なし	E	6	多量：1日2回以上の交換を要する
	1	少量：毎日の交換を要しない			
	3	中等量：1日1回の交換を要する			

Size 大きさ：皮膚損傷範囲の長径(cm)×長径と直交する最大径(cm)

s	0	皮膚損傷なし	S	15	100以上
	3	4未満			
	6	4以上　16未満			
	8	16以上　36未満			
	9	36以上　64未満			
	12	64以上　100未満			

Inflammation/Infection 炎症／感染

i	0	局所の炎症徴候なし	I	3	局所の明らかな感染徴候あり(炎症徴候,膿,悪臭など)
	1	局所の炎症徴候あり(創周囲の発赤,腫脹,熱感,疼痛)		9	全身的影響あり(発熱など)

Granulation 肉芽組織：良性肉芽の割合から評価する

g	0	治癒あるいは創が浅いため評価ができない	G	4	良性肉芽が創面の10％以上50％未満を占める
	1	良性肉芽が創面の90％以上を占める		5	良性肉芽が創面の10％未満を占める
	3	良性肉芽が創面の50％以上90％未満を占める		6	良性肉芽が全く評価できない

Necrotic tissue 壊死組織：混在する場合は多い方で評価する

n	0	壊死組織なし	N	3	柔らかい壊死組織あり
				6	硬く熱い密着した壊死組織あり

Pocket ポケット：ポケットを含めた損傷範囲から潰瘍の大きさを差し引いたもの

p	0	ポケットなし	P	6	4未満
				9	4以上 16未満
				12	16以上 36未満
				24	36以上

なっている．

2007年には深部損傷疑い(DTI；deep tissue injury)と判定不能の2項目が追加された(図1)．

2) DESIGN-R

日本褥瘡学会が開発した褥瘡状態判定ツールDESIGN(デザイン)-Rが現在では国内で広く使われている．創の深さ(D)，滲出液の量(E)，創の大きさ(S)，炎症・感染症状(I)，肉芽組織の状態(G)，壊死組織の有無(N)，ポケットの大きさ(P)の7項目についてそれぞれ分類し，それらを数量化することで重症度や治療経過の比較ができる指標である(表2)．

深さ(D)以外の6項目の合計点が9点以下であれば約8割の褥瘡が1か月未満に，18点以下であれば約6割が3か月以内に治癒するとされる．

6．急性期褥瘡と慢性期褥瘡

褥瘡は発生から間もない時期には発赤，紫斑，腫脹，水疱など多彩な病態を示すことが多く，最終的な組織の損傷範囲(壊死範囲)が評価できるようになるまでには通常1～3週間を要する．この

褥瘡発生初期の炎症反応などがある程度落ち着くまでの期間を急性期，それ以後の期間を慢性期と大きく分けることができる．

褥瘡が発生した後も発生要因が残っていれば急性期の状態が長く続いたり，慢性期でも患者の状態や環境の変化などによって急性期の部分が混在することもある．

保存的治療（局所管理）

1．湿潤環境下療法

褥瘡も創傷の一つであり治癒に向かうためには，凝固期，炎症期，増殖期，再構成期といった一連の創傷治癒過程をたどることになる．その際に最も重要なのは創面を常に湿潤環境に保持することで，創面を常に湿潤環境において創傷を治癒させるのが湿潤環境下療法（moist wound healing）である．

湿潤環境は通常は創面からの滲出液（創傷治癒に不可欠な細胞やサイトカインを含む）によって作られるため，一言でいえば「創面を乾燥させない」ことが局所管理の大原則である．

2．創面環境調整（wound bed preparation）

褥瘡（創傷）創面の湿潤環境を保持する上で重要なのは「適切な湿潤環境をつくる」ということである．炎症反応が強い時期は滲出液も多く，壊死組織が残っていればこれらは感染源にもなるため，こういった状況では湿潤状態を維持しながらも可及的な壊死組織除去と過剰な滲出液のドレナージが不可欠となる．また感染や炎症症状が軽快してからの局所管理の目的とは創収縮，肉芽形成，上皮化を促進させる（停滞させない）環境整備に他ならない．

創傷治癒を促進させるために創面の環境を整えることを創面環境調整（wound bed preparation）と言い，褥瘡の保存的治療とはこの創面環境調整そのものと言ってもよい．

3．デブリードマン

創内の壊死組織や異物を除去することは感染・炎症症状を消退させ，創傷治癒過程でいえば炎症期から増殖期へ転換させるための原動力とも言える．ハサミやメスなどによる切除（外科的デブリードマン）が主体となるが，発生初期（急性期）で壊死範囲が不明な時期は組織をさらに損傷させる（出血させる）ような処置は避けるべきで，壊死範囲が確定するまでは十分な洗浄と外用剤や創傷被覆材の吸収・融解作用による創面の清浄化（化学的デブリードマン）を行う．

皮膚全層壊死（ステージⅢ，D3）に至った褥瘡の黒色壊死部が切除可能になるまでには通常3週間前後を要することが多く，それまでは皮下膿瘍の徴候があれば切開排膿処置を行うにとどめ，洗浄と外用剤による処置を毎日続ける方が安全である．

症例1：69歳，女性．肺癌終末期

緩和ケア病棟入院時から仙骨部に皮膚暗赤色部あり．創傷被覆材（ポリウレタンフォーム）で経過をみていたが，数日後から皮膚全層壊死の徴候がみられるようになったため，その後は毎日の洗浄と外用剤（ポビドンヨード・シュガー）による処置を行った．入院から4週後に皮膚壊死部を切除，同様の処置を続けていたが，2週後（褥瘡発生から6週後）に死亡した（図2）．

4．外用剤

軟膏剤が中心となるが軟膏基剤には大きく疎水性基剤と親水性基剤がある．疎水性基剤は油脂性基剤とも言い，水分を吸収しないため，水分（滲出液）が過剰でない創の保湿に適している．

親水性基剤は水分と油分を混合させた乳剤性と水溶性にさらに分けられ，乳剤性では含有する水分量が多いものは創面に補水を，油分が多いものは油脂性と同様の機能をもつ．水溶性のものは分泌物の吸着や可洗性に優れ，これら基剤の特性を利用すれば創面の湿潤状態のコントロールも可能となる．

軟膏剤以外では線維芽細胞増殖因子の噴霧剤もある．

剤形，基剤別，目的別にガイドラインで推奨度B（根拠があり行うように奨められる）以上の外用剤を表3に示す．

5．創傷被覆材

創傷の湿潤環境下療法の普及は近年の創傷被覆材（ドレッシング材）の開発によるものと言って

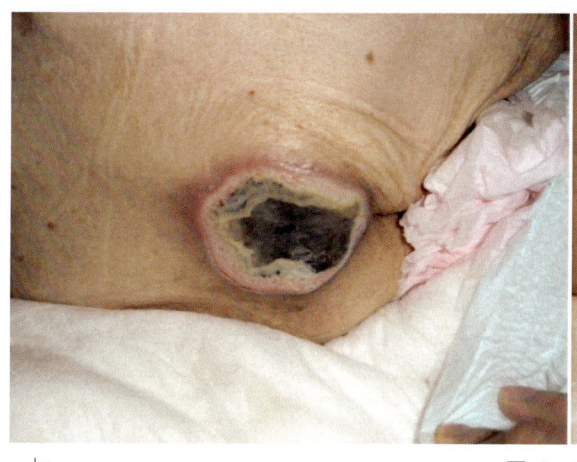

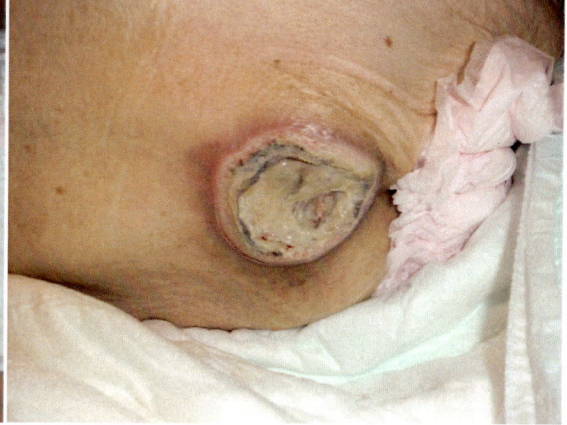

図 2. 症例 1
a：入院 4 週後. 皮膚壊死の範囲が明瞭となり，黒色壊死部分周囲の溶解してきた黄色壊死部にメスを入れてデブリードマンを行う.
b：デブリードマン直後. 周囲の皮膚や深部の組織を損傷させない（出血させない）ように黄色壊死部分を薄く残している.

表 3. 褥瘡治療に奨められる外用剤（ガイドラインで推奨度 B 以上のもの）

剤形	（基剤）		目的	
			滲出液，感染，壊死組織の制御	肉芽の形成，創の縮小を目的
軟膏	疎水性			アルミニウムクロロヒドロキシアラントイネート（アルキサ軟膏）
				アルプロスタジルアルファデクス（プロスタンディン軟膏）
	親水性	乳剤性	スルファジアジン銀（ゲーベンクリーム）	トレチノイントコフェリル（オルセノン軟膏）
		水溶性	ポビドンヨード・シュガー（ユーパスタコーワ軟膏）	ポビドンヨード・シュガー（ユーパスタコーワ軟膏）
			カデキソマー・ヨウ素（カデックス軟膏）	ブクラデシンナトリウム（アクトシン軟膏）
噴霧剤				トラフェルミン（フィブラストスプレー）

（　）内は主な製品名

よい．滲出液をドレッシング材内に吸収・保持すると同時に創全体を閉鎖することで湿潤環境を保つ．代表的なハイドロコロイドのほか，ポリウレタンフォーム，ハイドロファイバー，アルギン酸塩など多くの種類があり，外用剤（軟膏剤）と同様に材料の性質に応じた使い分けが必要であるが，滲出液が多い場合や感染の可能性もしくはすでにその徴候がみられる時は創を完全に密閉することは避けた方がよい．

機能別にみた主な種類と製品名を表 4 に示す．

創面を覆う（ドレッシングする）という点では透明なフィルム材（ポリウレタンフィルム）やガーゼも広い意味で創傷被覆材に含まれる．

創面を乾燥させないという点では，食品用ラップなども創傷被覆材の代用品になり得るが，医療用として認可されていない製品の使用には十分な注意が必要である．

6．陰圧閉鎖療法

創面を閉鎖性ドレッシング材で密閉し，吸引装置などで創内を常に陰圧に保ちながら管理する方法（NPWT；negative pressure wound therapy）で，滲出液のコントロール，肉芽形成や創収縮の促進などに効果がある．手術・外傷後の開放創や皮膚欠損創に対し 2010 年から「局所陰圧閉鎖療法処置」として材料費が算定できるようになった．

褥瘡に対しては感染・壊死がコントロールされている状況での処置回数の軽減化や，手術へ向けての局所の環境整備として有用と考えられる．

表 4. 創傷被覆材の種類と機能（文献 2 より引用）

機　能	種類（主な製品名）
創面保護	ポリウレタンフィルム（テガダーム，パーミエイド）
創面閉鎖と湿潤環境	ハイドロコロイド（デュオアクティブ，コムフィール）
乾燥した創の湿潤	ハイドロジェル（グラニュゲル，ニュージェル）
滲出液の吸収	ポリウレタンフォーム（ハイドロサイト） アルギン酸塩（カルトスタット，ソーブサン） ハイドロファイバー（アクアセル） チキン（ベスキチン）
感染の抑制	銀含有ポリウレタンフォーム（ハイドロサイトジェントル銀） 銀含有ハイドロファイバー（アクアセル Ag）
疼痛緩和	ハイドロコロイド（デュオアクティブ） ポリウレタンフォーム（ハイドロサイトジェントル） ハイドロファイバー（パーシバ） ハイドロジェル（グラニュゲル）

表 5. 仙骨部褥瘡の手術適応と周術期管理方法の基準案（抜粋）※

1）手術適応
- 手術対象：仙骨部ならびに仙骨部から尾骨に及ぶ褥瘡症例
- 術前評価
  術前に DESIGN-R 評価を行う．
  患者あるいは家族（介護者）が術後の再発予防を実践でき，その必要性を十分に理解している．
  術前にマットレスやベッドとの適合性を評価しておく．

2）周術期管理
- 術前治療
  術前の創面環境整備は状態に応じて，wet-to-dry dressing 法，局所陰圧閉鎖療法（NPWT），デブリードマンを適用する．
- 体圧分散マットレス
  術後は他部位褥瘡発生予防のためにも体圧分散マットレスの使用を推奨する．
- 体位変換
  創部の安静が保てる体位管理を行い，ポジショニングピローなどの使用を推奨する．
  体位変換は 2 時間毎に行う（エアーフローティングシステムを使用する場合を除く）．
- 術前栄養評価
  Hb 10 g/dl 以上，Alb 3.0 g/dl 以上が望ましい．
- 食事管理
  側臥位，腹臥位，仰臥位 30°未満の頭側挙上で行う．
  食事内容に特に制限はないが，可能であれば低残渣食を適用する．
- 排便管理
  便汚染を避けるドレッシングを行う．
- 創部のドレッシング
  透明フィルムドレッシングのみ（ガーゼを置いても構わない）とし，毎日観察する．
- ドレーン
  吸引ドレーンを挿入し最低 1 週間は留置．その後，排液が 10〜20 ml/日を抜去の目安とする．
- 抗生物質投与
  術後 1 週間までは可とし，その後は創の状態や検査結果から検討する．
- 座位の許可
  術後 3 週間以降，創閉鎖完了後からベッド上や車イス座位（1 時間から）を開始する．

※日本褥瘡学会ホームページ（http://www.jspu.org/jpn/）
　褥瘡の手術適応基準と周術期管理方法の統一化へ向けたレジストリー研究（仙骨部）：STANDARDS-S への参加募集より引用

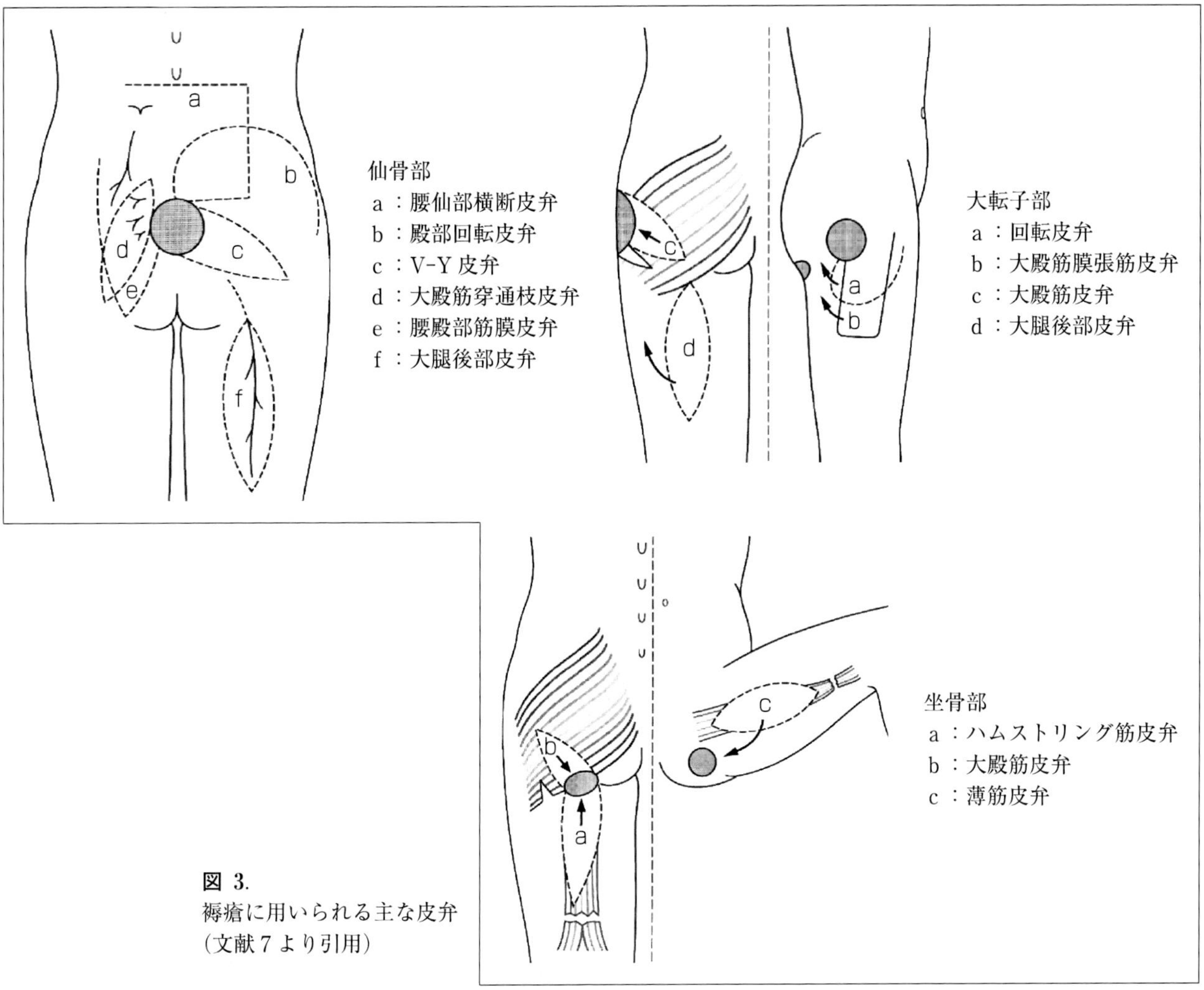

図 3.
褥瘡に用いられる主な皮弁
(文献 7 より引用)

仙骨部
a：腰仙部横断皮弁
b：殿部回転皮弁
c：V-Y 皮弁
d：大殿筋穿通枝皮弁
e：腰殿部筋膜皮弁
f：大腿後部皮弁

大転子部
a：回転皮弁
b：大殿筋膜張筋皮弁
c：大殿筋皮弁
d：大腿後部皮弁

坐骨部
a：ハムストリング筋皮弁
b：大殿筋皮弁
c：薄筋皮弁

外科的治療(手術)

1．手術の適応

穿通枝皮弁など形成外科的にはより侵襲の少ない再建方法が可能になる一方で，トータルケアの考え方からは手術だけで褥瘡の治療成績を評価できなくなったこともあり，褥瘡の手術適応にはいまだ一定の基準はない．

しかし褥瘡を短期間で閉鎖させる方法として手術は最も有用な方法でもあり，ガイドラインでは，保存的治療に反応しない場合，創の周囲組織が陳旧化・瘢痕化している場合，骨髄炎がある場合，については手術を行ってもよい（推奨度 C1）としている．

2．周術期管理

日本褥瘡学会では 2007 年より国内多施設で一定の基準に基づいた手術方法と周術期管理による手術症例のデータを集積している．まだ研究中の段階ではあるが仙骨部および尾骨部に及ぶ褥瘡に対する手術適応と周術期管理方法の基準案を表 5 に示す．

3．手術方法

小さな瘻孔状のものであれば切除・縫縮術が，皮膚欠損のみの状態であれば植皮術でも閉鎖できるが，通常は皮弁手術が行われることが多く，現在では筋皮弁よりも侵襲の少ない筋膜皮弁や穿通枝皮弁が選択されるようになっている．

褥瘡好発部位である仙骨部，坐骨部，大転子部によく用いられる皮弁を図 3 に示す．

皮弁の種類や術式間での治癒率・再発率の比較は，これまでの報告ではいずれも症例数が少なく，また周術期管理方法などが異なるため，まだ十分なエビデンスがない．

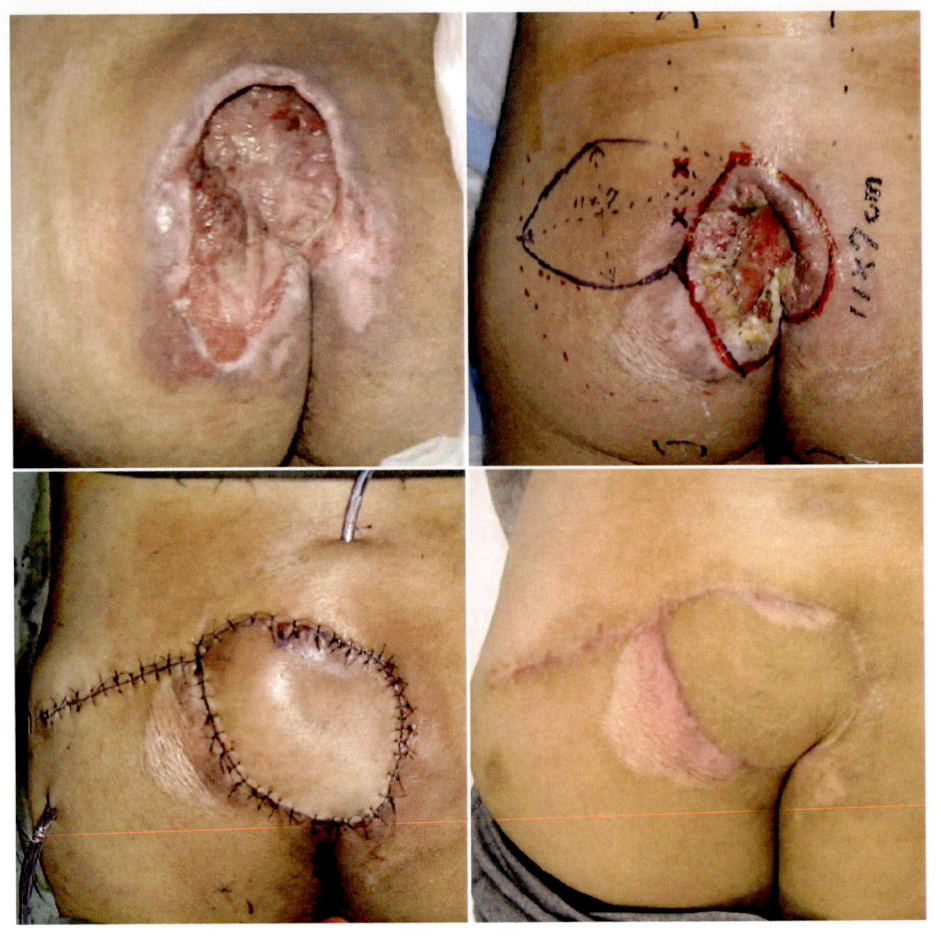

図 4. 症例 2
a：横断性脊髄炎の発症から約 3 か月後．ステロイド治療中のため肉芽形成は不良である．
b：発症から 1 年 2 か月後に行った手術のデザイン．左殿部に大殿筋穿通動脈 2 本を含む穿通枝皮弁を挙上した．
c：手術終了時
d：術後 3 か月の状態．患者は歩行可能となり経過は良好である．

症例 2：44 歳，男性

横断性脊髄炎にて両下肢麻痺となり入院後まもなく仙骨部に褥瘡を発生．脊髄炎に対するステロイド大量投与の影響もあり褥瘡は悪化し難治性となる．ステロイド治療中は外用剤による局所処置とリハビリテーションを続け，脊髄炎発症から 1 年 2 か月後にステロイド治療が終了し，つたい歩きが可能になった段階で左殿部からの穿通枝皮弁による手術を行った（図 4）．

症例 3：57 歳，男性

脊髄損傷による下半身麻痺あり，仙骨部，両坐骨部に褥瘡を繰り返し発生し数回の手術歴あり．今回，左坐骨部の瘻孔状難治性褥瘡に対しハムストリング筋皮弁による再建手術を行った（図 5）．

おわりに

はじめに述べたように現在の褥瘡治療はチームで行われなければ意味がない．実際に褥瘡の予防対策，特に体圧分散マットレスの選択やスキンケア，栄養対策，リハビリテーションなどは各専門職（皮膚排泄ケア認定看護師，管理栄養士，理学療法士など）が中心になり，褥瘡発生後の日々の局所処置は入院患者であれば看護師が，自宅であれば家族などが行うことになる．したがって医師には局所処置や手術の技術だけでなく，褥瘡対策全般にわたる知識とチームをまとめるリーダーシップが求められる．

しかし褥瘡も創傷の一つであることを考える

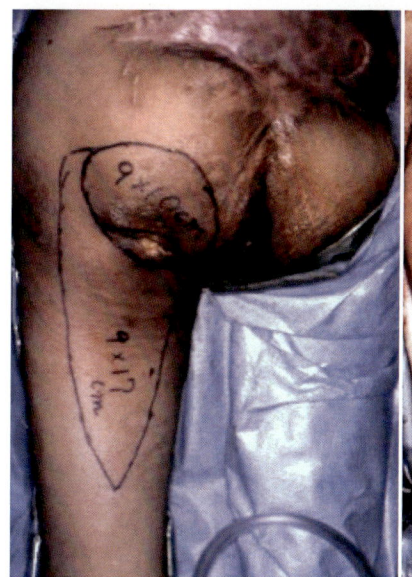

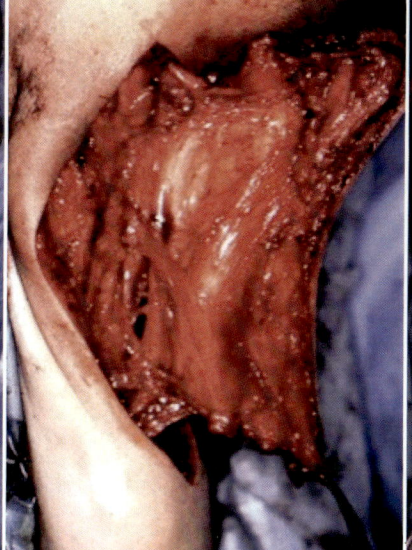

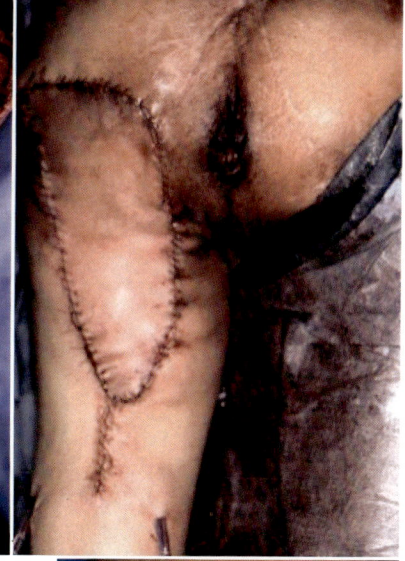

図 5.
症例 3
　a：手術時のデザイン．殿部にはすでに多くの手術瘢痕がある
　　ため，大腿部からのハムストリング筋皮弁をデザインした．
　b：ハムストリング筋皮弁を挙上した状態
　c：手術終了時
　d：術後約 8 か月の状態．再発はなく経過は良好である．

と，やはり局所治療では創傷管理に精通した外科系医師の果たす役割は大きい．形成外科後期研修医や外科系医師には，ぜひとも褥瘡を通して創傷管理の基本を習得するとともに，それぞれの施設やチームでのリーダーシップも発揮していただきたいと願っている．

参考文献

1) 日本褥瘡学会学術教育委員会ガイドライン改訂委員会：褥瘡予防・管理ガイドライン(第 3 版)．褥瘡会誌．14：165-226，2012.
　Summary　褥瘡治療の標準とその科学的根拠．
2) 日本褥瘡学会編：褥瘡ガイドブック．照林社，2012.
　Summary　ガイドライン(第 3 版)に図表や写真を加えてわかりやすく解説．
3) 大浦武彦編：褥瘡のトータルケア．メディカルトリビューン，2003.
　Summary　日本の現在の褥瘡治療の礎となった書．
4) 日本褥瘡学会編：平成 24 年度(2012 年度)診療報酬改訂褥瘡関連項目に関する指針．照林社，2012.
5) 日本静脈経腸栄養学会編：静脈経腸栄養ガイドライン(第 3 版)．照林社，2013.
6) 穴澤貞夫監修：改訂ドレッシング—新しい創傷管理．へるす出版，2005.
　Summary　創傷管理の理論・方法について詳しく解説．
7) 吉本信也ほか：褥瘡の手術治療における皮弁の選択．皮弁・筋皮弁実践マニュアル．波利井清紀編．141-149，全日本病院出版会，2002.
　Summary　仙骨部，大転子部，坐骨部の手術方法について詳しく解説．
8) 小坂正明：褥瘡の手術治療．形成外科．55：1225-1234，2012.
　Summary　日本形成外科学会の専門医試験対策としての総説．

「使える皮弁術―適応から挙上法まで―上・下巻」

編集／慶應義塾大学教授　中島　龍夫
　　　日本医科大学教授　　百束　比古

B5判　オールカラー　定価各 12,960 円（税込）

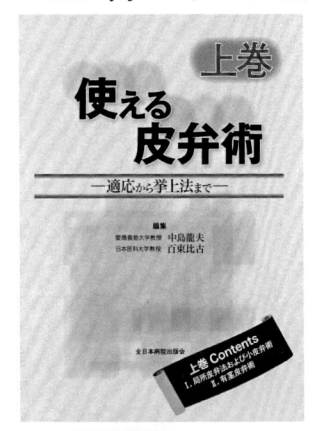

▽皮弁外科の第一線で活躍するエキスパートが豊富なイラストや写真で本当に「使える」皮弁術を詳しく解説！

▽「局所皮弁法および小皮弁術」、「有茎皮弁術」、「遊離皮弁術」、「特殊な概念の皮弁術・新しい方法」の4部に分けて、わかりやすくまとめました！

是非、手にお取りください！！

目次

上巻　188頁

Ⅰ．局所皮弁法および小皮弁術
Z形成術とその理論―planimetric Z plasty を含めて―
皮膚欠損修復に有用な幾何学的局所皮弁法
正方弁法と square flap principle
眼瞼、頬部再建に有用な局所皮弁
逆行性顔面動脈皮弁―特に外鼻、口唇の再建―
SMAP皮弁―顔面再建―
美容外科で用いる局所皮弁
唇裂手術に有用な局所皮弁・皮下茎皮弁
手・指の再建に有用な皮弁
皮下茎皮弁の適応―体幹四肢の再建―
Central axis flap method―multilobed propeller flap, scar band rotation flap, pin-wheel flap―
舌弁の適応と作成法

Ⅱ．有茎皮弁術
大胸筋皮弁―頭頸部再建―
後頭頸部皮弁　Occipito-Cervico（OC）flap
SCAP（superficial cervical artery perforator）皮弁―頭頸部再建　遊離皮弁の可能性も含めて―
鎖骨上皮弁―頸部再建―
DP皮弁・僧帽筋皮弁―頸部再建―
広背筋皮弁
有茎腹直筋皮弁―乳房・胸壁・会陰部・骨盤腔の再建―
SEPA皮弁―男性外陰部再建など―
殿溝皮弁（Gluteal fold flap）
大殿筋穿通枝皮弁―仙骨部再建―
VAFを利用した大腿部皮弁―鼠径外陰部再建―
大腿二頭筋皮弁―坐骨部褥瘡再建―
遠位茎腓腹筋皮弁による下腿・足再建
内側足底皮弁―踵再建―
DP皮弁―頭頸部再建―

下巻　192頁

Ⅲ．遊離皮弁術
前外側大腿皮弁―anterolateral thigh flap；ALT皮弁―
鼠径皮弁
浅腸骨回旋動脈穿通枝皮弁（superficial circumflex iliac artery perforator flap；SCIP flap）
肩甲下動脈皮弁―肩甲皮弁，広背筋皮弁，肩甲骨弁，肋骨弁―
TAP皮弁
腹直筋皮弁
DIEP flap
S-GAP flap（上殿動脈穿通枝皮弁）・I-GAP（下殿動脈穿通枝皮弁）
前腕皮弁
内側腓腹筋穿通枝皮弁
腓骨穿通枝皮弁と腓骨弁
足・足趾からの遊離皮弁

Ⅳ．特殊な概念の皮弁術・新しい方法
瘢痕皮弁　Scar（red）flap
キメラ型移植術による頭頸部再建
穿通枝スーパーチャージング超薄皮弁
穿通枝茎プロペラ皮弁法―The Perforator Pedicled Propeller（PPP）Flap Method―
穿通枝皮弁と supermicrosurgery
プレファブ皮弁―血管束移植皮弁と組織移植皮弁―
顔面神経麻痺の機能再建（1）　側頭筋移行術
顔面神経麻痺の機能再建（2）　薄層前鋸筋弁
機能再建―有茎肋骨付き広背筋皮弁を用いた上腕の機能再建―
皮弁による上眼瞼の機能再建
内胸動脈第3肋間穿通枝と胸肩峰動脈の吻合を利用した大胸筋皮弁
Expanded-prefabricated flap
VAFとV-NAF
拡大大殿筋皮弁

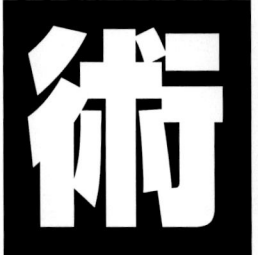

(株)全日本病院出版会

〒113-0033　東京都文京区本郷 3-16-4
TEL：03-5689-5989　FAX：03-5689-8030

おもとめはお近くの書店または弊社ホームページ（http://www.zenniti.com）まで！

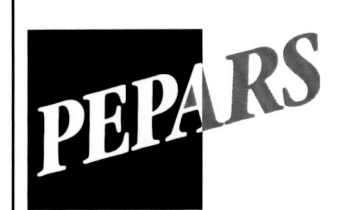

難治性潰瘍に対する陰圧閉鎖療法

赤松　順[*1]　杉田直哉[*2]

Key Words : 難治性(intractable)，皮膚潰瘍(skin ulcer)，難治性潰瘍(nonhealing ulcer)，診断(diagnosis)，陰圧閉鎖療法(negative pressure wound therapy)，治療(treatment)

Abstract　高齢化に伴い，難治性皮膚潰瘍は増加傾向にある．陰圧閉鎖療法(negative pressure wound therapy；以下，NPWT)は，有力な治療手段の一つであるが，その適応に際して，まず，潰瘍形成の病態，原因を確実に診断し，必要な基礎疾患に対する全身的な治療と，局所の感染や壊死組織のコントロールを含めた創傷環境調整(wound bed preparation；以下，WBP)が必要となる．治療効果を最大限に引き出すために，NPWTの作用機序を理解し，重きを置く効果に適した局所陰圧処置材料を選択し，合併症の多くは出血と感染に起因することに注意して，その施行方法を決定する．また，導入のタイミングも，保険適応期間の2〜4週間の時間軸に配慮して決定するのが望ましい．NPWTは，単独で創閉鎖に導く治療ではなく，治癒可能な簡潔な創状態に導く治療である．また，患者の疼痛や，束縛感にも十分な配慮が望まれる．

はじめに

正常な治癒過程を経て，一定の期間で治癒し，その後の瘢痕の質も良いことが，理想とする創傷治癒の目標である．一方，高齢化に伴い，難治性皮膚潰瘍の症例は増加している．近年，創傷の管理や治療は，様々な方法が可能となった．本稿では，その診断と陰圧閉鎖療法(negative pressure wound therapy；以下，NPWT)よる治療を概説する．

難治性皮膚潰瘍

1．定　義

皮膚皮下組織の解剖学的連続性の失われた創傷の中で，様々な原因により創傷治癒の秩序だったメカニズムが停滞してしまった状態を慢性創傷と呼び[1]，臨床的には，概ね3〜6週間[2)3)]治癒しない創傷，または，教科書的に，合理的な期間で閉鎖，上皮化しない皮膚潰瘍で，その目安は通常30日と定義されている[4]．実際には明確な定量的基準はなく[5]，時間的なものより，創傷治癒能力の有無よる評価基準の議論が必要とされている[6]．

2．創傷治癒の機序

創傷治癒の機序は，炎症期(受傷後数時間から3〜4日)，増殖期(受傷後3〜14日)，成熟期(受傷後2週間〜6か月)に分類され，これらがオーバーラップしながら，カスケードを形成し，様々な細胞や細胞間シグナル物質により調整されている[2)7)8)]．この正常な創傷治癒カスケードを念頭に，慢性創傷の場合，これらの反応が，時期を同じくして混在することに留意して治療にあたる必要がある．

3．難治性皮膚潰瘍の原因

難治性皮膚潰瘍の発生要因を表1に示す．これらは，全身的要因と局所的要因に分けて記憶すると整理しやすい[5]．本邦では，多くの難治性潰瘍が，下肢に発生し，その原因としては虚血性(PAD)，静脈鬱滞性(stasis ulcer)，糖尿病性(DM)，褥瘡などが多数を占める．

4．診　断

基礎疾患の診断確定後に，皮膚潰瘍が発生する

[*1] Jun AKAMATSU, 〒780-8522　高知市大川筋1丁目1-16　近森病院形成外科，部長
[*2] Naoya SUGITA, 同，科長

表 1. 難治性皮膚潰瘍の発生要因

循環器系	動脈性または虚血性：末梢動脈性疾患(PAD，バージャー病，動脈血栓症)，外傷による損傷など 静脈性または鬱滞性：下肢静脈瘤，深部静脈血栓後遺症，リンパ浮腫，心不全，多血症，浮腫，瘢痕，外傷による損傷など
代謝系	代謝性：糖尿病，肝不全，腎不全，甲状腺機能低下など 低栄養：低蛋白血症，低アルブミン血症，ビタミン欠乏(A, B, C, E, K など)，微量元素欠乏(Fe, Zn, Cu, Mn, Ca など)
血液系	貧血，血小板減少症，血液凝固異常など
神経系	神経障害性：狭義の糖尿病性潰瘍(末梢神経障害による)，糖尿病性末梢神経障害＋末梢動脈疾患による潰瘍，脊髄損傷など
慢性炎症	血管炎＋微小血栓：膠原病など その他：骨髄炎，軟部組織感染症，異物，壊死組織など
腫瘍	良性腫瘍：血管腫，動静脈瘻など 悪性腫瘍：悪性腫瘍およびそれに伴う低栄養，抗癌剤の使用など
物理的障害	褥瘡，外傷性潰瘍，熱傷性潰瘍など
薬剤	ステロイド，抗癌剤，免疫抑制剤，抗炎症薬など
医原性	薬剤漏出性障害，熱傷，放射線障害など
その他	自傷，加齢，肥満，喫煙，ストレス，関節拘縮，低体温，低酸素(慢性肺疾患，局所組織循環障害)など

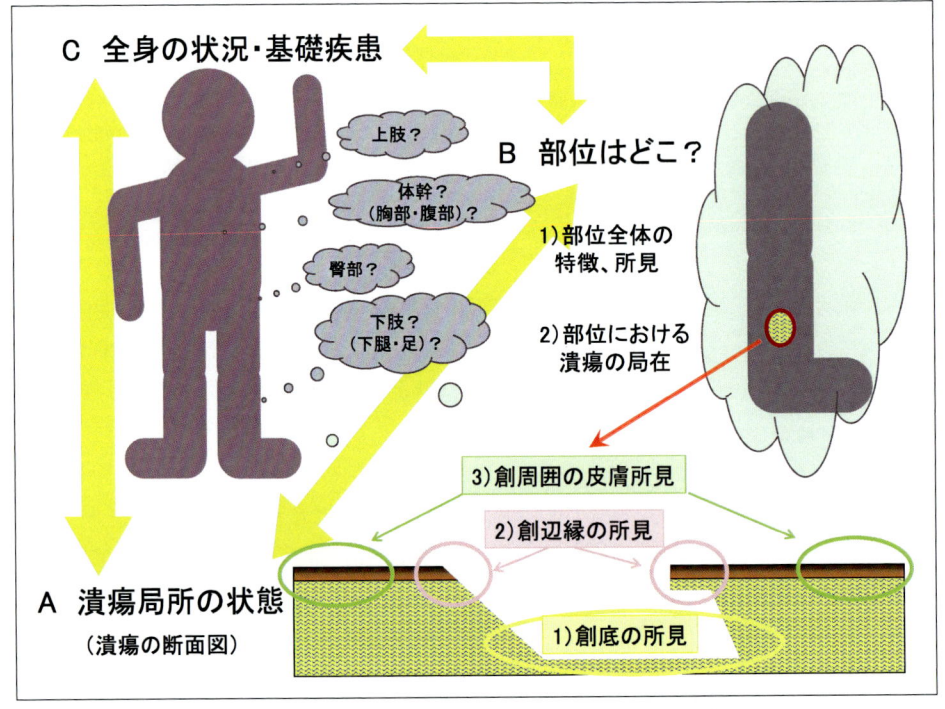

図 1. 難治性潰瘍の所見を捉える際のイメージ図
最初に局所の視診・触診所見を捉え，必要な問診・検査を行う実践的な創傷の診察手順を示す．
A→B→C の順に，適宜フィードバックしながら診察する．

ケースが多いが，難治性潰瘍の発生を契機として基礎疾患の診断に至る場合もある．常に局所所見の観察のみに留まらず全身疾患への配慮とともに問診，視診，触診，血液検査，生理検査，放射線検査を行う．実際の診察では，局所(創底，創縁)，周囲(辺縁皮膚，部位)，全身(疾患，現在の状態)の所見を，図 1 の黄色矢印のように，適宜フィードバックしながら診察する．

A．潰瘍の局所の状態
1）創底の所見
湿潤状態，壊死組織・バイオフィルムの有無，肉芽組織の状態などを観察する．
2）創辺縁の所見
辺縁の断面像や形態，再生上皮の状態を観察する．

表 2. 診察時に留意する所見一覧

A．潰瘍の局所の状態		
創底の所見	乾燥か？ 湿潤か？ 壊死組織の有無．肉芽組織の有無．良性肉芽か？ 不良肉芽か？ PAD；滲出液の少ない潰瘍 SU；潰瘍面に壊死組織やフィブリン膜が固着し慢性炎症を伴う	
創辺縁の所見	浅く平坦か？ 深く急峻か？ 下掘れ状か？ （深い潰瘍は深部組織感染の疑い．下掘れ状潰瘍は，感染またはズレなどの外力の存在に留意） 再生上皮はあるか？ また，再生上皮は湿潤か？ 乾燥か？ 角化は起こっているか？ RA；punch out 型潰瘍の単発，多発 悪性腫瘍；堤防状隆起，虫食い状，ギザギザ SU；辺縁が虫食い状，ギザギザで一様でない	
創周囲の皮膚所見	乾燥，湿潤，落屑，湿疹，皮膚炎，糜爛，紅斑，腫脹，浮腫，網状斑，菲薄化，硬化，色素沈着 PAD；冷感，チアノーゼ DM；自律神経障害で皮膚乾燥・亀裂 SU；下腿 1/3 の瘢痕化，細り，色素沈着と硬化，皮膚炎，接触性皮膚炎（滲出液・軟膏），浮腫による圧痕 CD；PSS；指趾尖部レイノー，壊疽，線維化→皮膚硬化，手指屈曲拘縮→皮膚の菲薄化・弾性低下 　　SLE；血管炎など循環障害，皮膚石灰沈着，脂肪織炎など 　　RA；血管炎，RA 治療薬剤，足変形や関節拘縮による静脈鬱滞や浮腫	
B．部位はどこか？		
部位全体の特徴・所見	PAD；歩行状態，爪白癬，爪変形，下腿筋肉萎縮，光沢と脱毛，色調変化，皮膚萎縮，菲薄化 DM；足の変形（シャルコー足，ハンマートゥ槌趾，クロウトゥ鉤爪，外反母趾，内反小趾），胼胝，鶏眼 SU；下腿 1/3 の瘢痕化，細り CD；PSS；指趾尖部レイノー症状，末梢血管攣縮，循環不全，末梢動脈壁硬化，内腔狭小化，閉塞	
同部位における潰瘍の局在	骨突出部？ 下腿遠位？ 指趾？ 四肢？ 前胸部（胸郭運動による動揺性），腹壁（支持性弱い） 【好発部位】 SU；Gaiter area（下腿の最も太い部位，腓腹筋膨隆部から足関節の脛骨内果，腓骨外果の下縁） CD；RA；下腿下 1/2～足関節周囲，肘	
C．全身の状況・基礎疾患		
	抗凝固療法の有無，ステロイド内服の有無．感染症の有無 PAD；皮膚色変化，傷，発症時期の推定，疼痛による不眠，下肢下垂による疼痛軽減，間欠性跛行，DM，HD 歴，脂質異常，足の痺れや麻痺，喫煙歴 DM；田中らの分類・神戸分類 SU；CEAP 分類．高度の疼痛を伴うことは少ない．立ち仕事などの職歴・生活歴，下肢静脈瘤とその手術・深部静脈血栓症・下腿潰瘍・下肢蜂窩織炎・婦人科疾患・妊娠・出産の有無などの既往歴．家族歴など CD；上記，基礎疾患がない	

SU：静脈鬱滞性潰瘍　　CD：膠原病　　PAD：末梢動脈性疾患　　RA：関節リウマチ
DM：糖尿病　　PSS：進行性全身性硬化症　　SLE：全身性エリテマトーデス　　HD：血液透析

3）創周囲の皮膚所見

疾患に特徴的な所見などを探す．脆弱性など今後の治療に影響を与える因子を探し，必要な環境整備時の助けとする．

B．部位はどこか？

1）部位全体の特徴，所見

疾患に特徴的な変形などの所見を探す．

2）同部位での潰瘍の局在

部位における潰瘍局在部の特徴を考える．

C．全身の状況・基礎疾患

一般的な全身状態や基礎疾患の診断を行う．詳細は教科書で確認すること．

表 2 に診察時の留意する所見一覧を示す．

三大慢性創傷として，褥瘡，糖尿病性足潰瘍，静脈鬱滞性潰瘍が挙げられていたが，褥瘡管理の進歩により，重症下肢虚血（critical limb ischemia；CLI）や膠原病による潰瘍が問題となるケースが増加している．様々な難治性潰瘍の原因となる基礎疾患の詳細については，それぞれの教科書を参照して貰いたい．本稿では代表的な基礎疾患である，末梢動脈性疾患（PAD），DM，静脈鬱滞に関する分類や診断法に関して簡単に述べる．

表 3. PAD 重症度分類

Ⅳ度・5, 6 群を重症下肢虚血(critical limb ischemia；CLI)と呼ぶ. Ⅰ度・0 群の無症候性の動脈病変があることに留意する.

	Fontaine 分類	Rutherford 分類
	Ⅰ度　無症候	0 群　無症候
	Ⅱ度　間欠性跛行	1 群　軽度の跛行 2 群　中等度の跛行 3 群　高度の跛行
	Ⅲ度　安静時疼痛	4 群　虚血性安静時疼痛
重症下肢虚血 CLI(critical limb ischemia)	Ⅳ度　潰瘍, 壊死	5 群　小さな組織欠損 6 群　大きな組織欠損

表 4. 田中らの Diabetic foot 臨床分類と神戸分類の対応表

Diabetic foot 臨床分類(田中ら)	神戸分類
●神経障害型足病変(neuropathic foot) type 1 　胼胝と小潰瘍を繰り返す	Type Ⅰ
●神経障害型足病変(neuropathic foot) type 2 　a. 感染・潰瘍(wet)型 　b. 重症感染型(necrotizing soft tissue infection)	Type Ⅲ Type Ⅳ-PAD
●虚血性足病変(ischemic foot) 　a. Mild type：潰瘍・壊疽 　b. Severe type：疼痛・潰瘍(dry)	Type Ⅱ Type Ⅳ-感染症
神戸分類	Type Ⅰ　末梢神経障害(PN)主体 Type Ⅱ　末梢動脈疾患(PAD)主体 Type Ⅲ　PN が原因で軟部組織感染症に陥った状態 Type Ⅳ　PN+PAD+感染症が混在. Type Ⅱ+Type Ⅲ

1) PAD

臨床症状の重症度分類として, Fontaine 分類と Rutherford 分類がある(表3). Fontaine 分類Ⅳ度, Rutherford 分類5群6群を CLI と呼ぶ. 動脈病変があっても無症候のⅠ度, 0群のあることに留意する. また, 解剖学的な程度による治療方針の分類には 2007 年に改訂・発表された TASC(Trans-Atlantic Inter-Society Consensus)Ⅱ分類[9]がある. 両側動脈(足背動脈, 後脛骨動脈, 膝窩動脈, 大腿動脈)拍動の触診が極めて重要である. ドップラー聴診, ABI(足関節・上腕血圧比)測定, SPP(皮膚灌流圧)測定, デュプレックス超音波検査, MRA, DSA などの画像検査も重要な情報をもたらす.

2) DM

糖尿病性下腿潰瘍の主たる病因である末梢神経障害(PN), PAD, 感染症に注目して PN 主体の Type Ⅰ, PAD 主体の Type Ⅱ, PN+感染が主体の Type Ⅲ, PN+PAD+感染症のすべてを複合する Type Ⅳ の 4 つのタイプに分けた神戸分類[10]が理解しやすい. 血管造影所見と併せて判断する田中らの Diabetic foot の臨床分類[11]は外科的な手術治療法を考慮する上で有用と思われる. 表 4 に両分類の対応を示す.

3) 静脈鬱滞

静脈弁不全などによる静脈鬱滞が原因で潰瘍周囲にヘモジデリンによる色素沈着を認める. Gaiter area と呼ばれる内果あるいは外果上方の下腿に好発部位がある. 超音波検査で, 静脈不全および静脈閉塞のいずれも診断可能である. CEAP 分類を表 5 に示す. 弾性包帯による圧迫療法は, PAD 合併を除外して行う.

5. 治療

大原則は, 基礎疾患の治療が必須であり, それと並行して創傷治癒メカニズムを阻害する原因の除去を行うことである. この際, 創床環境調整(wound bed preparation；以下, WBP)の概念と, それを実行する際の TIME コンセプトを理解す

表 5. CEAP 分類

臨床(clinical)分類	静脈分類
C0：静脈瘤認めず C1：毛細血管拡張または網目状静脈 C2：静脈瘤 C3：浮腫 C4a：色素沈着および湿疹 C4b：皮膚脂肪硬化および白色皮膚萎縮 C5：治癒潰瘍 C6：活動性潰瘍	表在静脈 　1．毛細血管および網目静脈 　2．大伏在静脈(膝上) 　3．大伏在静脈(膝下) 　4．小伏在静脈 　5．伏在静脈以外 深部静脈 　6．下大静脈 　7．総腸骨静脈 　8．内腸骨静脈 　9．外腸骨静脈 　10．骨盤内 　11．総大腿静脈 　12．深大腿静脈 　13．浅大腿静脈 　14．膝窩静脈 　15．下腿静脈 　16．筋肉枝(腓腹，ヒラメ静脈) 穿通枝 　17．大腿 　18．下腿
病因(etiology)分類	
Ec：先天性 Ep：一次性 Es：二次性 En：病因不明	
解剖学的(anatomic)分類	
As：表在静脈 Ap：穿通枝 Ad：深部静脈 An：不明	
病態生理(pathophysiologic)分類	
Pr：逆流 Po：閉塞 Pr, o：閉塞と逆流 Pn：不明	

臨床分類の C5，C6 が静脈鬱滞性潰瘍に相当する．

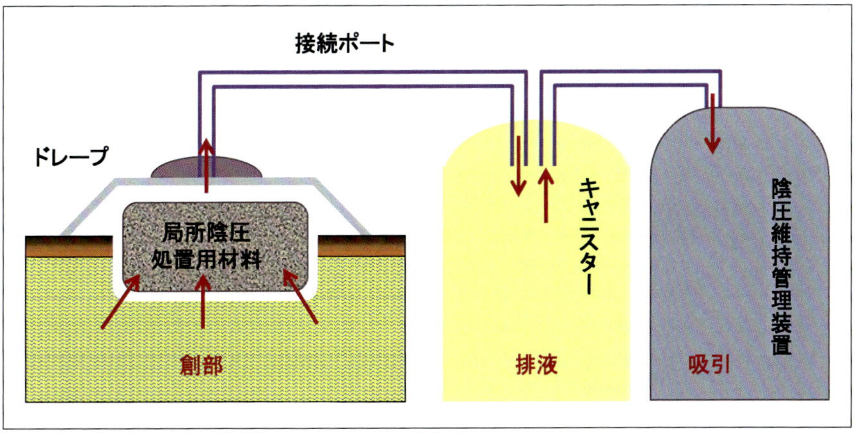

図 2.
NPWT の基本構造
局所陰圧処置用材料，ドレープ，接続ポート，キャニスター，陰圧維持管理装置で構成されている．

る必要がある．2012 年に，過去 10 年間の知見をもとに，拡大された TIME コンセプト(Tissue：組織，Infection/Inflammation：感染／炎症，Moisture：湿潤，Edge of wound：創辺縁)にアップデートされた[12]．わかりやすい解説[13]もあるので一読をお勧めする．この中で，本稿の主題である陰圧閉鎖療法については，T；既存のデブリードマン法と併用，I；抗菌薬を用いた創洗浄を併用で浮遊細菌およびバイオフィルム形成細菌の減少，M；大量の滲出液の除去および保持，E；創収縮の促進による WBP での使用が示されている．

陰圧閉鎖療法

創部を密閉し陰圧をかけることにより創傷治癒を促進させる治療法は，20 世紀半ばより試みられるようになり，2005 年に Armstrong ら[14]による多施設研究が報告されてから，NPWT という呼称が一般的になった．NPWT の基本構造は，図 2 に示す如くで，創部に局所陰圧処置材料を置き，ドレープで閉鎖，接続ポートを介して，陰圧維持管理装置

表 6. 局所陰圧閉鎖療法機器一覧

販売名	V.A.C. 治療システム	RENASYS®創傷治療システム	SNaP 陰圧閉鎖療法システム	手作り NPWT
製造販売	ケーシーアイ㈱	スミス・アンド・ネフュー ウンド マネージメント㈱	センチュリーメディカル㈱	
保険収載	2010/04/01	2012/09/01	2013/07/01	
システム	①ActiVAC 型 ②ATS 型	①RENASYS®GO ②RENASYS®EZ		
クラス分類	クラスⅢ高度管理医療機器	クラスⅢ高度管理医療機器	クラスⅢ高度管理医療機器	
陰圧維持管理装置	電動型 ①約 14 時間 ②約 4 時間	電動型 ①約 20 時間 ②約 40 時間	非電動型 ・定荷重バネ	・壁吸引 ・閉鎖式吸引ドレーン
陰圧設定	①25～200 mmHg ②50～200 mmHg (各々 25 mmHg ごと)	40～100 mmHg (10 mmHg ごと) 100～200 mmHg (20 mmHg ごと)	75 mmHg 100 mmHg 125 mmHg	
キャニスター容量	交換可能 ①300 ml ②500 ml	交換可能 ①300 ml 700 ml ②250 ml 800 ml	交換可能(カートリッジ) 60 ml	交換可能
接続ポート	T.R.A.C. パッド	ソフトポート	ドレッシング(ドレープと一体)	ネラトンチューブなど
ドレープ	ポリウレタンフィルム (アクリル系粘着剤)	ポリウレタンフィルム (アクリル系粘着剤)	トップドレッシング (ハイドロコロイド)	ポリウレタンフィルム (アクリル系粘着剤)
局所陰圧処置材料	グラニューフォーム (ポリウレタンフォーム)	フォームフィラー (ポリウレタンフォーム) コットンフィラー(コットン)	フォーム (ポリウレタンフォーム)	創傷被覆材
使用場所	入院	入院	外来・入院	入院・(外来)

を動力源として吸引し,排液をキャニスターに導く構造となっている.米国では 1995 年に NPWT を行う専門の医療機器が販売されたが,日本では長く薬事承認が得られず,『手作り NPWT』として,利用可能な設備・器具・材料を各施設で工夫し治療を行ってきた.現在では 3 社より,それぞれ特徴のある局所陰圧閉鎖療法機器(表 6)が使用可能となった.

1．NPWT の作用機序
Orgill, D.P. ら[15] は NPWT の作用機序として,血流変化,滲出液除去,Macrodeformation, Microdeformation, 創傷の恒常性維持を挙げている.Macrodeformation と Microdeformation の効果の模式図を図 3, NPWT の作用機序とその効果のまとめを表 7 に示す.

2．NPWT の適応
「既存治療に奏効しない,または奏効しないと考えられる難治性創傷」で,一時閉鎖が不可能な外傷性裂開創,外科手術後離開創・開放創,四肢切断端開放創,デブリードマン後皮膚欠損創,急性創傷としてはデグロービング外傷,開放性骨折,術後離開創・開放創など,慢性創傷では褥瘡,末梢動脈性疾患,糖尿病性足潰瘍,胸骨骨髄炎などが対象となる.真皮レベルの浅い創傷や,縫合などで閉鎖可能な創傷は適応とならない.

3．NPWT の禁忌
医療機器間で少し表現が異なるが,主要な血管・臓器・主要神経が露出している創傷,血管など吻合部,臓器と交通している瘻孔および未検査の瘻孔がある創傷,陰圧負荷で瘻孔が悪化する可能性のある創傷(髄液瘻や消化管瘻,肺瘻など),痂皮を伴う壊死組織を除去していない創傷,壊死骨が除去されていない骨髄炎,悪性腫瘍がある創傷,アクリル系粘着剤や粘着剤にアレルギーを有する患者,十分に止血していない創傷などである.特に,ほとんどの合併症が出血と感染に起因するものである[15]ことから,出血の恐れのある患者,抗凝固薬または血小板凝集抑制薬を投与されている患者,適応部位に止血薬を投与している患者,適応部位に臨床的感染(骨髄炎を含む)を有する患者,閉塞性動脈硬化症(ASO)や PAD など虚血性疾患に起因する創傷への使用には慎重に対応する

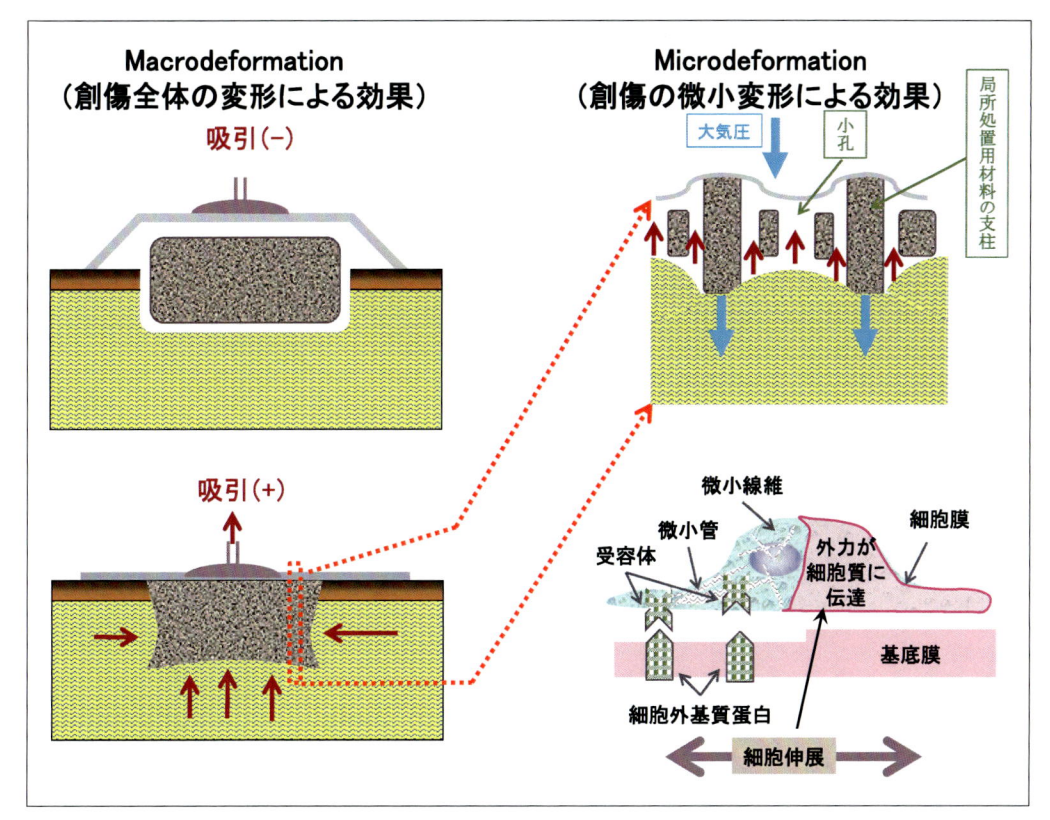

図 3. Macrodeformation と Microdeformation
陰圧閉鎖療法の効果である創傷全体の変形による効果と創傷の微小変形(細胞伸展よる効果も含む)による効果のイメージ図
(Saxena, V., et al.：Vaccum-assisted closure：Microdeformation of wounds and cell proliferation. Plast Reconstr Surg. 114(5)：1086-1096, 2004. Fig-1, 2 より引用改変)

表 7. NPWT の作用機序と効果

作用機序	効果
○血流変化	・血流は創傷近傍で減少し，離れると増加 ・血管新生で増加 ・浮腫軽減で増加
○滲出液除去	・滲出液の除去による間質液の圧勾配変化と浮腫軽減 ・局所血流の変化により栄養輸送改善，毒素，感染性老廃物除去 (細胞外液増加による浮腫は血流を妨げ，酸素，栄養の拡散を妨げる)
○Macrodeformation (創傷全体の変形による効果)	・創傷面拡張による細胞組織に対する物理的刺激 ・フォーム体積縮小による創縁の引き寄せ効果と創収縮の促進 ・血流増加
○Microdeformation (創傷の微小変形による効果)	・局所処置用材料小孔内への引き込みによる細胞形態変化 ・微小線維と微小管を含む細胞構成要素に対する伸展刺激と，それによる遺伝子発現の調整，細胞増殖 ・成長因子とサイトカインの発現による増殖と分化 ・肉芽形成促進 ・血管新生による血流増加 ・代謝の亢進
○創傷の恒常性維持 (半閉鎖状態による効果)	・刺激遮断し創傷を保護 ・蒸発，乾燥，熱損失を最小化し適度な湿潤環境維持と保温効果 ・過剰な滲出液の除去と浮腫の軽減 ・感染性老廃物の除去．増加との報告もある．細菌量のコントロール効果

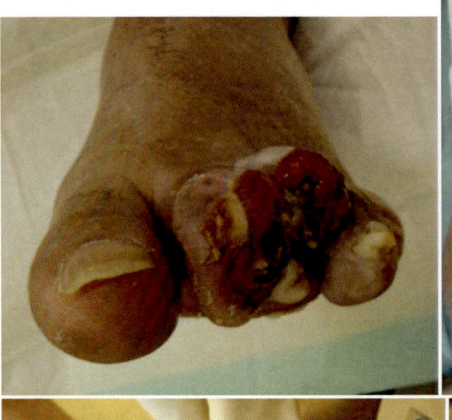

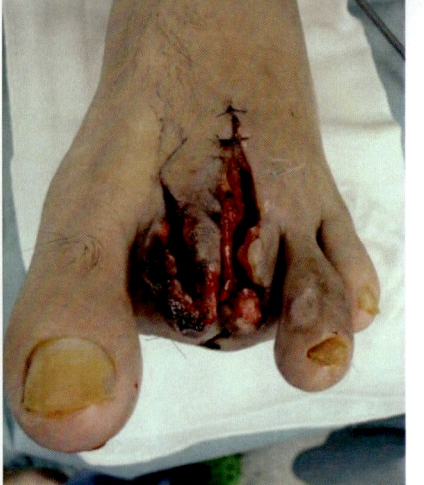

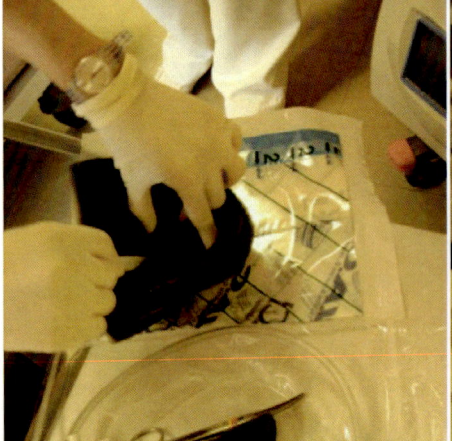

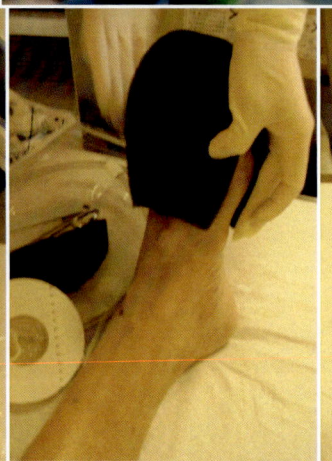

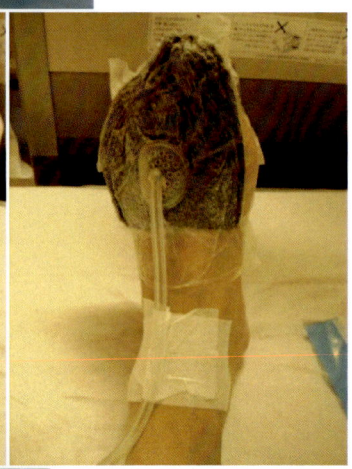

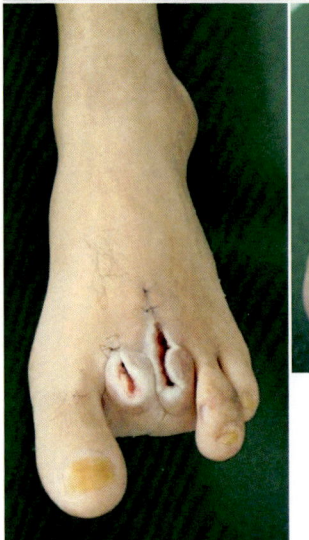

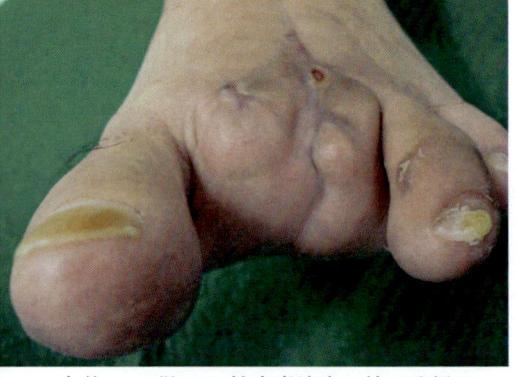

図 4.
糖尿病性潰瘍症例
a：左第2，3趾 DM 性皮膚潰瘍で神戸分類 Type Ⅲ．感染を合併し，壊死組織や腐骨を伴う．PAD が合併していないので，湿潤傾向にある．
b：中足骨レベルで骨切断し，感染組織や壊死組織をデブリードマンした後，出血のコントロールができた時点で，Acti-VAC®システムによる NPWT 開始
c～e：グラニュフォームをメスで2層に切開して袋状とし，足全体にかぶせてドレーピングした(サンドウィッチテクニック)．
f：NPWT 終了時死腔は消失し，浅い潰瘍になった．
g：その後，保存的治療で潰瘍は閉鎖し，DM 靴を作成し，再発予防をしている．

必要がある．また，併用医療機器で，システム構成品以外の併用，MRI，CT，HBO(高圧酸素治療室)，除細動器などが安全性や効果面で禁止とされている．

4．NPWT の欠点

欠点として疼痛が挙げられる．連続モードより間欠モード使用時に多い．また，肉芽形成進行によりフォーム小孔に肉芽が食い込み，除去時に疼

痛を生じる場合は，非固着性ドレッシング材の併用や鎮痛薬の投与を考慮する．また，移動制限による拘束感も欠点であるが，小型機器の登場で改善されてきた．

5．NPWTの実際

DMなどの基礎疾患のコントロールが良好であること，特にPADの治療が優先されて虚血状態が改善されていることがNPWTの開始を考える大前提である．NPWTは決して難治性潰瘍を単独で閉鎖に導く治療ではなく，治癒可能な状態に導く治療である[16]．実施するにあたって，治療目標を設定する必要がある．前述のTIMEコンセプトで示されたNPWTの効果の何れに重きを置いて治療するかを認識する．また，NPWTは半閉鎖療法なので，大量の壊死組織の存在する細菌感染創では，NPWT実施前にコントロール可能な状態（critical colonization未満）まで十分に外科的デブリードマンを行う．深部組織感染の場合は抗菌治療を必要とする．骨髄炎の合併は腐骨に達する瘻孔の治癒が難しい．開始時期の決定にあたっては，保険診療で認められた2〜4週間の間に，最も効果的な治療ができると考えられる時期を考慮すべきである．

実施にあたって，滲出液の量などによる治療機器の選択，ドレーピングの確実性を考慮した局所陰圧処置材料の選択，接続ポートによる医原性褥瘡の回避などを考えて各種局所陰圧閉鎖療法機器の選択を行う．ドレープ貼付に先立って潰瘍周囲の状態を観察し，胼胝や過角化した創縁は切除し，脆弱な皮膚や浸軟化に対して十分なスキンケア[17]を実施しておく．必要に応じて，周囲皮膚の損傷軽減のためデュオアクティブET®などの創傷被覆材やシリコン粘着剤系テープなどの併用を考慮する．局所陰圧処置材料の成型は，目的によって，潰瘍内に留まる大きさか潰瘍を超える大きさのいずれかを選択する．下掘れやポケット内への充填が必要な場合は，詰め込みすぎないように注意する．接続ポートの位置を適切な部位に導くブリッジングテクニック，指趾などを包み込むサンドウィッチテクニックなどは汎用性が高い．ドレーピングに際しては，貼付局所を立体的に捉え，幾つかの平面に分割するイメージで，無理に1枚のドレープで貼付しないように，短冊状に切った複数のドレープでair tightに貼付する．接続ポートはポートが食い込むことによる褥瘡が発生しないように留意する．吸引圧は75〜125 mmHgとして，疼痛の有無や，治療部位の特徴で適宜増減させる．

症　例

PADを合併しない左第2, 3趾DM性皮膚潰瘍症例を図4に示す．腐骨を含め十分にデブリードマンし，VAC®グラニュフォームによるNPWTを施行．創は縮小，死腔もほぼ消失し，保存的に創閉鎖した．

難治性静脈鬱滞性皮膚潰瘍症例を図5に示す．周囲に色素沈着を伴う全周性湿潤潰瘍で，デブリードマンおよび人工真皮（テルダーミス®）移植後コットンフィラーによるNPWTでWBP後メッシュ植皮を行った．術後も同様のNPWTで固定，滲出液量コントロールを行い良好に生着，上皮化した．弾性包帯による圧迫療法を続行している．

まとめ

難治性潰瘍に対する，NPWTについて概説した．更に，興味深い方法として，感染合併創に対するIW-CONPIT（intra wound continuous negative pressure and irrigation treatment）[18]を実施するシステムや治療しながらリハビリが行える袋型NPWTのシステム[19]の登場が待たれる．

文　献

1) Mostow, E. N. : Diagnosis and classification of chronic wounds. Clin Dermatol. **12** : 3-9, 1994.
2) 館　正弘ほか：創傷治癒の機序と難治性創傷．創傷治療の最前線．医学のあゆみ．**237** : 5-8, 2011.
　Summary　創傷治療の最前線のタイトルで創傷治癒の基礎から臨床応用までを波利井清紀先生

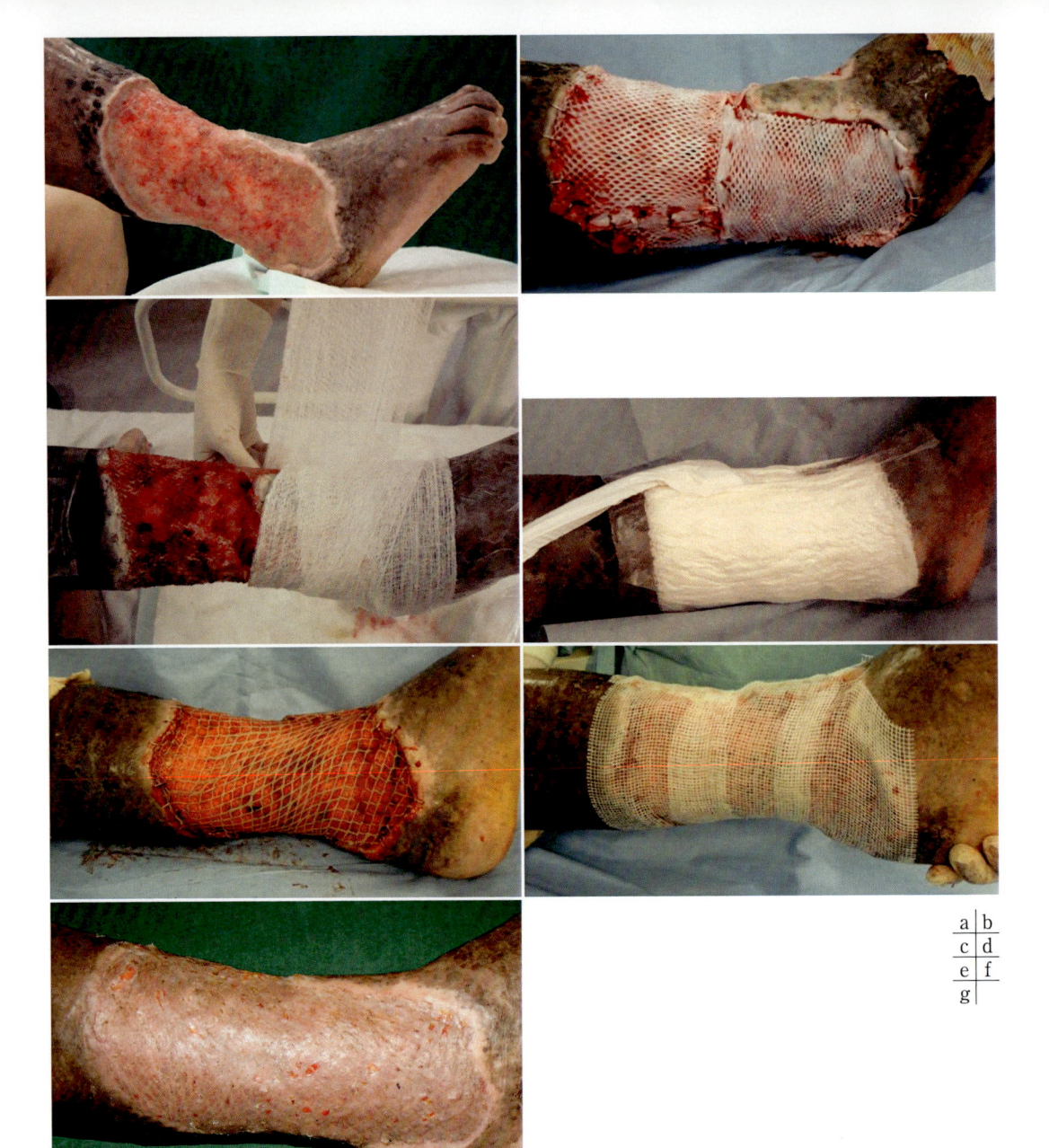

図 5. 静脈鬱滞性潰瘍症例
a：膝部外傷後の難治性静脈鬱滞性潰瘍．周囲に色素沈着を伴う全周性湿潤潰瘍で創底にはフィブリン膜が固着して慢性炎症を伴って滲出液も多い．
b：デブリードマン後，人工真皮（ドレーン孔付きテルダーミス®）移植術後
c：RENASYS®システムで吸引圧 120 mmHg で NPWT を開始し肉芽増生を促進させた．全周性の創面に対して，コットンフィラーを巻き込んで使用した．
d：RENASYS®システムで NPWT 装着後．人工真皮はドレーン孔付きシリコンシートが優れる．
e：NPWT により良好な母床が完成し，メッシュ植皮術を施行した．
f：メッシュ植皮術後はソフラチュール®貼付後に c, d と同様にコットンフィラーを巻き込んで吸引圧 40 mmHg で治療した．固定性良好で，滲出液量も良好にコントロールされ，順調に生着，上皮化した．
g：上皮化完了後も弾性包帯による圧迫療法を続行している．

編集で医歯薬出版株式会社より発刊された中の一編．内容が簡潔にまとめられている．

3) 増本和之ほか：慢性創傷の定義，発生原因，治療の基本．研修医・外科系医師が知っておくべき形成外科の基本知識と手技．形成外科．55(増刊)：S238-S241, 2012.

4) Lorenz, H. P., et al.：Wound Healing：Repair Biology and Wound and Scar Treatment. ADULT WOUND PATHOLOGY. Nonhealing Wounds. Plastic Surgery. Mathes, S. J., ed. 219-222, Saunders, 2006.
Summary　形成外科医の教科書．最高峰の体系本とされており一度は目を通したい．

5) 市岡　滋ほか：2 慢性創傷．1) 難治性皮膚潰瘍の分類と診断・治療のアルゴリズム．外科系医師のための『創傷外科』update．形成外科．51(増刊)：S105-S113, 2008.

6) 秋田定伯ほか：創傷の定義．形成外科．56：901-905, 2013.
Summary　創傷，創傷治癒評価などの解説．評価法が一定でないので定義が難しいことを指摘している．

7) Lorenz, H. P., et al.：Wound Healing：Repair Biology and Wound and Scar Treatment. ADULT WOUND REPAIR BIOLOGY. Plastic Surgery. Mathes, S. J., ed. 209-217, Saunders, 2006.

8) 岸本三郎ほか：難治性皮膚潰瘍─病態解明と新たな治療戦略─．皮膚病診療．29：253-259, 2007.
Summary　創傷治癒の病態解明に関するサイトカインシグナルについて概説されている．

9) Norgren, L., et al.：Inter-Society Consensus for the Management of Peripheral Arterial Disease (T A S C Ⅱ). J Vasc Surg. 45：S5-S67, 2007.
Summary　末梢動脈性疾患の診断・治療指針．日本脈管学会編の TASC Ⅱ の日本語訳版がメディカルトリビューン社より刊行されている．

10) 寺師浩人ほか：糖尿病性足潰瘍と重症下肢虚血─その創傷概念と救肢の意義．創傷治療の最前線．医学のあゆみ．237：71-79, 2011.
Summary　DM 神戸分類ほか CLI などの疾患概念や救肢の意義がわかりやすく述べられている．

11) 田中嘉雄ほか：2 慢性創傷．1) 下腿潰瘍 c) 神経障害性，代謝性下腿潰瘍：糖尿病性 ② 外科的治療．外科系医師のための『創傷外科』update．形成外科．51(増刊)：S142-S148, 2008.
Summary　DM 足病変に対する手術法選択の際の臨床分類を紹介している．

12) Leaper, D. J. et al.：Extending the TIME concept：what have we learned in the past 10 years?. Int Wound J. 9：1-19, 2012.
Summary　2003 年に Schultz が WBP の概念を発表し，それを臨床で実施するための指針として TIME concept を打ち出してから 10 年間の変遷を省みて新たな発展を記している．

13) 小浦場祥夫：慢性創傷の管理の変遷と将来〜TIME コンセプト 10 年で学んだこと〜．WOC Nursing. 1：27-34, 2013.
Summary　TIME コンセプトの拡大についてわかりやすく概説されている．田中マキ子編著：深化した TIME による褥瘡ケーススタディ．照林社, 2013. もわかりやすく一読をお勧めする．

14) Armstrong, D. G., et al.：Negative pressure wound therapy after partial diabetic foot amputation, a multicenter, randomized controlled trial. Diabetic Foot Study Consortium. Lancet. 366：1704-1710, 2005.
Summary　陰圧閉鎖療法の一般的呼称である NPWT の元になった論文．

15) Orgill, D. P., et al.：Update on Negative-Pressure Wound Therapy. Plast Reconstr Surg. 127(1S)：105S-115S, 2011.
Summary　15 年以上に亘って，受け入れられてきた NPWT の総括的論文．

16) Armstrong, D. G., et al.：Discussion：Update on Negative-Pressure Wound Therapy. Plast Reconstr Surg. 127(1S)：116S, 2011.
Summary　上記論文の discussion で，NPWT が創傷治癒の道具でなく，創傷を単純化する道具であることを指摘している．

17) 溝上祐子：予防的スキンケアの意義．創傷のすべて─キズをもつすべての人のために─．市岡　滋ほか編．381-388, 克誠堂出版, 2012.
Summary　日本看護協会看護研修学校認定看護師教育課程長の著者がスキンケアの基礎知識について記述している．本書籍は，創傷の入門書として手元に置いておきたい 1 冊である．

18) 守永圭吾ほか：重度感染創に対する創内持続陰圧洗浄療法．形成外科．56：1173-1179, 2013.
Summary　久留米大学　清川兼輔教授が開発した創内持続陰圧洗浄療法(IW-CONPIT)についてわかりやすく解説している．

19) 長谷川健二郎ほか：早期運動療法・bFGF 製剤を併用した袋型陰圧閉鎖療法．形成外科．56：1137-1142, 2013.
Summary　NPWT 時の創面の頻回の処置を可能にし，手指のリハビリも同時に行える袋型陰圧閉鎖療法の紹介．

ピン・ボード

第6回日本創傷外科学会総会・学術集会

- 会　期：平成26年7月24日(木)～25日(金)
  (前日に理事会を開催します．)
- 会　長：田中嘉雄(香川大学医学部形成外科・美容外科)
- 会　場：かがわ国際会議場
  〒760-0019　香川県高松市サンポート2-1 高松シンボルタワー　タワー棟6階
  TEL：087-825-5120　FAX：087-825-5129
  サンポートホール高松
  〒760-0019　香川県高松市サンポート2-1
  TEL：087-825-5000　FAX：087-825-5040
- メインテーマ：「創傷を仕上げる—What works, What doesn't—」
- 学会URL：http://www2.convention.co.jp/jsswc6/
- プログラム(予定)：
  1. 特別シンポジウム：指定特別シンポジウム(指定)
     「重症下肢虚血の治療 improving outcome：各科の取り組み」
  2. 主題演題(公募・一部指定)
     1) 顔面外傷・骨折の治療 improving outcome
     2) 頭頸部再建術後合併症の治療 improving outcome
     3) 口唇・外鼻軟部組織の再建 improving outcome
     4) 躯幹・胸壁の再建 improving outcome
     5) 四肢組織欠損の修復
  3. Panel(公募・一部指定)
     1) 創傷と再生医療 what works, what doesn't
     2) 創傷と医療材料 what works, what doesn't
     3) 瘢痕の低侵襲治療 what works, what doesn't
  4. 一般演題(口演・ポスター)
  5. 日本創傷外科学会教育セミナー・専門医試験
  6. 手外科セミナー
  7. Instructional course
  8. 共催セミナー
     ランチョンセミナー

- 事務局：
  香川大学医学部形成外科・美容外科内
  事務局長：玉井　求宜
  〒761-0793　香川県木田郡三木町池戸1750-1
  TEL：087-891-2198　FAX：087-891-2199

- 運営事務局：
  日本コンベンションサービス株式会社　神戸支社
  〒650-0046　神戸市中央区港島中町6-9-1 神戸国際交流会館6階
  TEL：078-303-1101　FAX：078-303-3760
  E-mail：jsswc6@convention.co.jp

第11回血管腫・血管奇形研究会／第6回血管腫・血管奇形講習会

- 会　期：平成26年7月19日(土)～20日(日)
- 会　長：杠　俊介(信州大学医学部形成再建外科学講座准教授)
- 会　場：信州大学医学部附属病院外来棟4階大会議室他
  〒390-8621　松本市旭3-1-1
- テーマ：その赤あざと膨らみは何？どうする？
- 一般演題・難治症例検討募集期間：4月下旬～5月下旬
  下記主催事務局へメール送信
- 事前参加登録期間：4月下旬～6月下旬
  下記主催事務局までお問い合わせのこと
  非会員の参加，当日参加を認めますが，参加費を別設定します

- 主催事務局：
  信州大学医学部形成再建外科学講座
  〒390-8621　松本市旭3-1-1
  TEL：0263-37-2833　FAX：0263-37-1920
  E-mail：jssva2014@gmail.com

- 研究会事務局(研究会入会はこちらまで)：
  血管腫・血管奇形研究会事務局
  〒169-0072　東京都新宿区大久保2-4-12 新宿ラムダックスビル9F　(株)春恒社内
  TEL：03-5291-6231　FAX：03-5291-2176
  E-mail：jssva-office@shunkosha.com

第9回瘢痕・ケロイド治療研究会

- 日　時：平成26年8月31日(日)
- 会　長：百束比古(日本医科大学形成外科教授)
- 場　所：日本青年館(東京)
  〒160-0013　東京都新宿区霞ヶ丘町7番1号
  TEL：03-3401-0101
  http://www.nippon-seinenkan.or.jp/
- プログラム(予定)：
  招待講演
  　Prof. Geoffrey Gurtner(Stanford University)
  パネルディスカッション
  　「JSW scar scaleの改訂・治療ガイドライン作成に向けて」
- 演題募集(予定)：6月15日まで
  一般演題，ポスター演題など広く募集します．
  演題名，演者，所属，抄録(400字以内)を記載した上で事務局　小川(r.ogawa@nms.ac.jp)までメールにてご送付下さい．

他，詳細は下記ホームページをご覧ください．
URL：http://www.scar-keloid.com/

- 第9回研究会開催事務局：
  日本医科大学形成外科
  〒113-8603　東京都文京区千駄木1-1-5
  TEL：03-5814-6208　FAX：03-5685-3076
  　　小川　令，赤石諭史，青木雅代

第23回日本形成外科学会基礎学術集会

会　期：平成26年10月9日(木)～10日(金)
会　長：松尾　清(信州大学医学部形成再建外科学講座教授)
会　場：キッセイ文化ホール(長野県松本文化会館)
　　　　〒390-0311　松本市水汲69-2
　　　　TEL：0263-34-7100
メインテーマ：気づく力を育てる
　　　　Fostering the ability to notice
演題募集期間：平成26年4月16日(水)～5月21日(水)
　　　　UMINによるオンライン演題募集です．
学会ホームページ：http://jsprs23.umin.jp/
主催事務局：
　信州大学医学部形成再建外科学講座
　〒390-8621　松本市旭3-1-1
　TEL：0263-37-2833　FAX：0263-37-1920
　E-mail：23rcmjsprs@gmail.com
運営事務局：
　株式会社サンプラネット
　〒112-0012　東京都文京区大塚3-5-10　住友成泉小石川ビル7階
　TEL：03-5940-2614　FAX：03-3942-6396

第32回日本頭蓋顎顔面外科学会学術集会

会　期：平成26年11月6日(木)～7日(金)
会　長：楠本健司(関西医科大学形成外科教授)
会　場：大阪市中央公会堂
　　　　〒530-0005　大阪市北区中之島1丁目1番27号
　　　　TEL：06-6208-2002　FAX：06-6208-2003
学会HP：http://jsc2014.kenkyuukai.jp/about/
運営事務局：
　〒540-0033　大阪市中央区石町1-1-1
　天満橋千代田ビル2号館9階
　株式会社アカデミック・ブレインズ内
　第32回日本頭蓋顎顔面外科学会学術集会事務局
　TEL：06-6949-8137　FAX：06-6949-8138
　E-mail：info@jsc2014.org

第9回日本美容抗加齢医学会

日　時：平成26年11月16日(日)9時～17時(受付開始8時20分)
会　長：山下理絵(湘南鎌倉総合病院形成外科・美容外科)
会　場：横浜シンポジア
　　　　(横浜市中区山下町2番地　産業貿易センタービル)
会　費：
＜事前登録＞
　日本美容外科学会員・日本形成外科専門医：
　　　　　　　　　　　　医師　1万円
　　　　　コメディカルスタッフ　6千円
　非会員：医師，スタッフ　1万5千円
＜当日登録＞
　日本美容外科学会員・日本形成外科専門医：
　　　　　　　　　　　　医師　1万3千円
　　　　　コメディカルスタッフ　8千円
　非会員：医師，スタッフ　2万円
抄録集：2千円
振込み先：三菱東京UFJ銀行　大船支店(普通)
　　　　　口座番号：5204308
　　　　　日本美容抗加齢医学会
参加は，当日登録もできますが，同時通訳機の個数確認のため，事前登録をお願いしています．
お問い合わせ・申込先：
　第8回日本美容抗加齢医学会学術大会
　担当：湘南鎌倉総合病院　広報：山地　開
　〒247-8533　神奈川県鎌倉市岡本1370-1
　TEL：0467-46-1717　FAX：0467-45-0190
　E-mail：kouhou@shonankamakura.or.jp

FAXによる注文・住所変更届け

改定：2012年9月

毎度ご購読いただきましてありがとうございます．
　読者の皆様方に小社の本をより確実にお届けさせていただくために，FAXでのご注文・住所変更届けを受けつけております．この機会に是非ご利用ください．

◇ご利用方法
　FAX専用注文書・住所変更届けは，そのまま切り離してFAX用紙としてご利用ください．また，注文の場合手続き終了後，ご購入商品と郵便振替用紙を同封してお送りいたします．**代金が5,000円をこえる場合，代金引換便とさせて頂きます．**その他，申し込み・変更届けの方法は電話，郵便はがきも同様です．

◇代金引換について
　本の代金が5,000円をこえる場合，代金引換(ヤマト運輸)とさせて頂きます．配達員が商品をお届けした際に，現金またはクレジットカード・デビットカードにて代金を配達員にお支払い下さい(本の代金＋消費税＋送料)．(※年間定期購読と同時に5,000円をこえるご注文を頂いた場合は代金引換とはなりません．郵便振替用紙を同封して発送いたします．代金後払いという形になります．送料は定期購読を含むご注文の場合は頂きません)

◇年間定期購読のお申し込みについて
　年間定期購読は，1年分を前金で頂いておりますため，代金引換とはなりません．郵便振替用紙を本と同封または別送いたします．送料無料，また何月号からでもお申込み頂けます．
　毎年末，次年度定期購読のご案内をお送りいたしますので，定期購読更新のお手間が非常に少なく済みます．

◇住所変更届けについて
　年間購読をお申し込みされております方は，その期間中お届け先が変更します際，必ずご連絡下さいますようよろしくお願い致します．

◇取消，変更について
　取消，変更につきましては，お早めにFAX，お電話でお知らせ下さい．
　返品は，原則として受けつけておりませんが，返品の場合の郵送料はお客様負担とさせていただきます．その際は必ず小社へご連絡ください．

◇ご送本について
　ご送本につきましては，ご注文がありましてから約1週間前後とみていただきたいと思います．お急ぎの方は，ご注文の際にその旨をご記入ください．至急送らせていただきます．2〜3日でお手元に届くように手配いたします．

◇個人情報の利用目的
　お客様から収集させていただいた個人情報，ご注文情報は本サービスを提供する目的(本の発送，ご注文内容の確認，問い合わせに対しての回答等)以外には利用することはございません．

　その他，ご不明な点は小社までご連絡ください．

株式会社 全日本病院出版会
〒113-0033 東京都文京区本郷 3-16-4-7F
電話 03(5689)5989　FAX 03(5689)8030　郵便振替口座 00160-9-58753

FAX 専用注文書

皮膚・形成 1404　　年　月　日

PEPARS　年間定期購読申し込み（送料弊社負担）	
□ 2014年1月～12月（No.85～96；年間12冊）（定価41,040円）	
□ バックナンバー No：_____	
□ PEPARS No.87　眼瞼の美容外科　手術手技アトラス（定価5,400円）	冊
□ PEPARS No.75　ここが聞きたい！顔面のRejuvenation―患者さんからの希望を中心に―（定価5,400円）	冊
□ PEPARS No.63　日常形成外科診療における私の工夫（定価5,400円）	冊
□ PEPARS No.51　眼瞼の退行性疾患に対する眼形成外科手術（定価5,400円）	冊
Monthly Book Derma.　年間定期購読申し込み（送料弊社負担）	
□ 2014年1月～12月（No.213～225；年間13冊）（定価40,716円）	
□ バックナンバー No：_____	
□ MB Derma. No.216　初歩から学べる皮膚科検査の実際（定価5,832円）	冊
□ MB Derma. No.209　美容皮膚診療の工夫―わたしはこうしている―（定価5,832円）	冊
□ MB Derma. No.203　皮膚科診療スキルアップ 30ポイント（定価5,184円）	冊
Monthly Book OCULISTA　年間定期購読申込み（送料弊社負担）	
□ 2014年1月～12月（No.10～No.21；計12冊）（定価38,880円）	
□ 医療・看護・介護のための睡眠検定ハンドブック（定価3,240円）	冊
□ イチからはじめる美容医療機器の理論と実践（定価6,480円）	冊
□ 見落とさない！見間違えない！この皮膚病変（定価6,480円）	冊
□ アトラスきずのきれいな治し方 改訂第二版（定価5,400円）	冊
□ 図説 実践手の外科治療（定価8,640円）	冊
□ 小児の睡眠呼吸障害マニュアル（定価7,560円）	冊
□ 腋臭症・多汗症治療実践マニュアル（定価5,832円）	冊
□ 匠に学ぶ皮膚科外用療法（定価7,020円）	冊
□ 使える皮弁術―適応から挙上法まで―上巻（定価12,960円）	冊
下巻（定価12,960円）	冊
□ 目で見る口唇裂手術（定価4,860円）	冊
□ 多血小板血漿（PRP）療法入門（定価4,860円）	冊
□ 見開きナットク！フットケア実践Q&A（定価5,940円）	冊
□ 外来ですぐできる足にやさしいフットケア（定価4,104円）	冊
□ すぐに役立つ日常皮膚診療における私の工夫（定価10,800円）	冊
□ 瘢痕・ケロイド治療ジャーナル　No._____	

お名前	フリガナ	㊞	診療科
ご送付先	〒　－　　□自宅　□お勤め先		

電話番号　　　　　　　　　　　　　　　　　　□自宅　□お勤め先

バックナンバー・書籍合計5,000円以上のご注文は代金引換発送になります

―お問い合わせ先―
㈱全日本病院出版会営業部
電話 03(5689)5989　　FAX 03(5689)8030

全日本病院出版会行
FAX 03-5689-8030

年　月　日

住所変更届け

お名前	フリガナ	
お客様番号		毎回お送りしています封筒のお名前の右上に印字されております8ケタの番号をご記入下さい。
新お届け先	〒　　　　都道府県	
新電話番号	（　　　）	
変更日付	年　　月　　日より	月号より
旧お届け先	〒	

※ 年間購読を注文されております雑誌・書籍名に✓を付けて下さい。
　☐ Monthly Book Orthopaedics（月刊誌）
　☐ Monthly Book Derma.（月刊誌）
　☐ 整形外科最小侵襲手術ジャーナル（季刊誌）
　☐ Monthly Book Medical Rehabilitation（月刊誌）
　☐ Monthly Book ENTONI（月刊誌）
　☐ PEPARS（月刊誌）
　☐ Monthly Book OCULISTA（月刊誌）

FAX 03-5689-8030
全日本病院出版会行

PEPARS バックナンバー

2007 年
- No. 14 縫合の基本手技 〈増大号〉
  編集／山本有平

2009 年
- No. 27 実践 非手術的美容医療 〈増大号〉
  編集／百束比古
- No. 30 顔のアンチエイジング美容外科手術
  編集／大慈弥裕之
- No. 33 ケロイド・肥厚性瘢痕の最新治療
  編集／小川 令

2010 年
- No. 37 穿通枝皮弁マニュアル 〈増大号〉
  編集／木股敬裕
- No. 38 美容外科手術の前に決めること
  編集／大森喜太郎
- No. 40 手の外傷
  編集／石川浩三
- No. 41 褥瘡治療のチームアプローチ
  編集／川上重彦
- No. 43 眼瞼形成手技―私の常用する手技のコツ―
  編集／吉村陽子
- No. 44 爪治療マニュアル
  編集／大西 清
- No. 45 アンチエイジング美容医療 最前線
  編集／青木 律
- No. 46 体表悪性腫瘍の部位別治療戦略
  編集／橋本一郎
- No. 47 熱傷の初期治療とその後の管理の実際
  編集／仲沢弘明
- No. 48 日本のフットケア・下肢救済に必要な医療
  編集／上村哲司

2011 年
- No. 49 口唇部周囲の組織欠損
  編集／四ッ柳高敏
- No. 50 形成外科領域の臨床再生医学 update
  編集／水野博司
- No. 51 眼瞼の退行性疾患に対する眼形成外科手術 〈増大〉
  編集／村上正洋・矢部比呂夫
- No. 52 乳房再建術 私の方法
  編集／矢野健二
- No. 53 胸壁・腹壁欠損の再建
  編集／小林誠一郎
- No. 54 形成外科手術 麻酔パーフェクトガイド
  編集／渡辺克益
- No. 55 Craniosynostosis・先天性頭蓋顔面骨異常の治療
  編集／小室裕造
- No. 56 形成外科における私のオリジナルセオリー
  編集／永竿智久
- No. 57 下肢組織欠損の修復
  編集／田中克己
- No. 58 Local flap method
  編集／秋元正宇
- No. 59 会陰部周囲の形成外科
  編集／光嶋 勲
- No. 60 悪性腫瘍切除後の頭頸部再建のコツ
  編集／櫻庭 実

2012 年
- No. 61 救急で扱う顔面外傷治療マニュアル
  編集／久徳茂雄
- No. 62 外来で役立つ にきび治療マニュアル
  編集／山下理絵
- No. 63 日常形成外科診療における私の工夫
  ―術前・術中編― 〈増大号〉
  編集／上田晃一
- No. 64 いかに皮弁をきれいに仕上げるか―私の工夫―
  編集／村上隆一
- No. 65 美容外科的観点から考える口唇口蓋裂形成術
  編集／百束比古
- No. 66 Plastic Handsurgery 形成手外科
  編集／平瀬雄一
- No. 67 ボディの美容外科
  編集／倉片 優
- No. 68 レーザー・光治療マニュアル
  編集／清水祐紀
- No. 69 イチから始めるマイクロサージャリー
  編集／上田和毅
- No. 70 形成外科治療に必要なくすりの知識
  編集／宮坂宗男
- No. 71 血管腫・血管奇形治療マニュアル
  編集／佐々木 了
- No. 72 実践的局所麻酔―私のコツ―
  編集／内田 満

2013 年
- No. 73 形成外科における MDCT の応用
  編集／三鍋俊春
- No. 74 躯幹の先天異常治療マニュアル
  編集／野口昌彦
- No. 75 ここが知りたい！顔面の Rejuvenation
  ―患者さんからの希望を中心に― 〈増大号〉
  編集／新橋 武
- No. 76 Oncoplastic Skin Surgery―私ならこう治す！
  編集／山本有平
- No. 77 脂肪注入術と合併症
  編集／市田正成
- No. 78 神経修復法―基本知識と実践手技―
  編集／柏 克彦
- No. 79 褥瘡の治療 実践マニュアル
  編集／梶川明義
- No. 80 マイクロサージャリーにおける合併症とその対策
  編集／関堂 充
- No. 81 フィラーの正しい使い方と合併症への対応
  編集／征矢野進一
- No. 82 創傷治療マニュアル
  編集／松崎恭一
- No. 83 形成外科における手術スケジュール
  ―エキスパートの周術期管理―
  編集／中川雅裕
- No. 84 乳房再建術 update
  編集／酒井成身

2014 年
- No. 85 糖尿病性足潰瘍の局所治療の実践
  編集／寺師浩人
- No. 86 爪―おさえておきたい治療のコツ―
  編集／黒川正人
- No. 87 眼瞼の美容外科 手術手技アトラス 〈増大号〉
  編集／野平久仁彦

各号定価 3,240 円。但し、No. 14, 27, 37, 51, 63, 75, 87 は増大号のため、定価 5,400 円。
2014 年定期購読料（通常号 11 冊、増大号 1 冊）41,040 円
（2014 年 4 月現在）
本頁に掲載されていないバックナンバーにつきましては、弊社ホームページ(http://www.zenniti.com)をご覧下さい。

全日本病院出版会　検索　click

次号予告

口唇裂初回手術
―最近の術式とその中期的結果―

No. 89（2014年5月号）

編集／信州大学准教授　杠　俊介

片側口唇裂初回口唇形成術：
Fisher 法による片側口唇裂初回
　口唇形成術……………西関　修
解剖学的サブユニットを最大限考慮
　した片側唇裂初回口唇形成術…小山　明彦ほか
解剖学的サブユニット理論に
　基づいた Top down 法………須永　中ほか
Discussion …………………中島　龍夫

片側口唇裂初回外鼻形成術：
片側唇裂初回手術における鼻腔底・
　鼻柱・鼻孔形成について………大山　知樹
Extended Mohler 切開を利用した
　Rotate Down 法による片側唇裂形成術
　………………………………今井　啓道

直線に近い縫合線を目指した片側
　唇裂初回手術における外鼻形成術
　………………………………玉田　一敬
Discussion …………………吉村　陽子

両側口唇裂初回口唇形成術・外鼻形成術：
PNAM 併用による両側口唇裂初回手術の
　中期結果……………………土佐　泰祥ほか
Cupid 弓の形態を重視した両側
　唇裂初回手術………………益岡　弘
術前顎矯正を組み合わせた両側口唇裂
　初回手術……………………小林　眞司ほか
術前顎矯正を行わない両側口唇裂
　初回外鼻形成………………杠　俊介
Discussion …………………中島　龍夫

編集顧問：	栗原邦弘	東京慈恵会医科大学前教授
	中島龍夫	慶應義塾大学名誉教授
編集主幹：	百束比古	日本医科大学教授
	光嶋　勲	東京大学教授
	上田晃一	大阪医科大学教授

No. 88　編集企画：
　上田晃一　大阪医科大学教授・
　　　　　　臨床研修室長

PEPARS　No. 88

2014年4月10日発行（毎月1回10日発行）
定価は表紙に表示してあります．
Printed in Japan

発行者　末定広光
発行所　株式会社　全日本病院出版会
〒113-0033 東京都文京区本郷3丁目16番4号
　電話（03）5689-5989　Fax（03）5689-8030
　郵便振替口座 00160-9-58753

印刷・製本　三報社印刷株式会社　電話（03）3637-0005
広告取扱店　㈱日本医学広告社　電話（03）5226-2791

Ⓒ ZEN・NIHONBYOIN・SHUPPANKAI, 2014

- 本誌に掲載する著作物の複製権・翻訳権・上映権・譲渡権・公衆送信権（送信可能化権を含む）は株式会社全日本病院出版会が保有します．
- JCOPY ＜（社）出版者著作権管理機構　委託出版物＞
本誌の無断複写は著作権法上での例外を除き禁じられています．複写される場合は，そのつど事前に，（社）出版者著作権管理機構（電話 03-3513-6969，FAX 03-3513-6979，e-mail: info@jcopy.or.jp）の許諾を得てください．
- 本誌をスキャン，デジタルデータ化することは複製に当たり，著作権法上の例外を除き違法です．代行業者等の第三者に依頼して同行為をすることも認められておりません．